101 CONSEILS
POUR NE PAS ATTERRIR AUX URGENCES

Dr GÉRALD KIERZEK

101 CONSEILS POUR NE PAS ATTERRIR AUX URGENCES

Préface du docteur Michel Cymes

ROBERT LAFFONT

ISBN 978-2-221-14155-7

À Merlin
À Sophie

« Aide-toi, le Ciel t'aidera. »

« On ne peut pas tuer un homme dans un accident
de chasse si on ne va pas à la chasse. »

L'Homme démoli, Alfred Bester,
éd. Denoël, 1970, p. 172

« Aujourd'hui, un accident de barbecue
m'a conduit aux urgences. Pour brûlure ? Non.
Pour crise de rire tellement puissante
que je me suis empalé la joue
avec le bâton de ma brochette. »

VDM.
www.viedemerde.fr/sante/5273742

Sommaire

II.

CONFESSIONS INTIMES

III.

SPORTS, LOISIRS ET AUTRES RÉJOUISSANCES

IV.

EN ROUTE

V.

MIEUX VAUT PRÉVENIR QUE GUÉRIR

Préface

Ah Gérald, si tu avais pu écrire ce livre il y a quelques années !

Quand je faisais, comme beaucoup d'internes en cours de spécialisation, des gardes aux urgences de l'hôpital, j'aurais aimé l'avoir sous la main.

J'aurais pu le conseiller, avec fermeté, à cette jeune fille qui s'était foulé la cheville en boîte et qui n'avait rien trouvé de mieux que de venir à trois heures du matin deux jours après, parce que le bandage la démangeait un peu ! Ou à ces jeunes, qui, inquiets, m'avaient amené leur copine, parce qu'elle avait un peu vomi après avoir ingurgité mojito, vodka, et cognac. Il était cinq heures et je venais de me coucher car j'avais passé ma nuit à opérer…

Quand un médecin hospitalier a enchaîné intervention sur intervention au bloc opératoire le matin, consultations l'après-midi, visite le soir, qu'il est de garde toute la nuit, et que le téléphone sonne (et ce n'est pas la petite musique de nuit de Mozart, croyez-moi…) encore au moment où il va se coucher, épuisé, à une heure déjà très avancée, pour lui notifier de redescendre aux urgences, accueillir un patient, il arrive qu'il soit lui un peu moins patient... J'avoue qu'il m'est arrivé d'avoir envie d'insulter celui qui venait aux urgences pour un ongle incarné qui l'empêchait de dormir !

Avec ton livre, les médecins de garde gagneront peut-être quelques heures de sommeil, mais surtout, les gens auront 101 raisons de moins de venir aux urgences.

Quand as-tu eu, Gérald, l'idée de me demander d'écrire une préface ? Devinez lecteur, parcourez le sommaire. Voilà, vous y êtes ! À partir de la deuxième partie, bien sûr... Mais non, mon cher Gérald, je ne tomberai pas dans le piège. Trop prévisible de ma part : mon esprit carabin ne prendra pas le dessus sur mon cortex préfrontal, celui de la raison !

Cela dit (zut, je craque), je t'avoue qu'à la lecture de ces 101 cas, j'ai repensé à certains énergumènes que j'avais reçus à l'époque aux urgences avec des trucs pas possibles dans le segment terminal du tube digestif et qui auraient pu illustrer ton propos pour un conseil en particulier...

Mais les urgences, ce ne sont pas que des histoires de chasse comme on le dit dans notre jargon pour désigner les cas les plus extrêmes, ce sont des urgences quotidiennes et en grande majorité de vraies urgences. Elles vont demander l'intervention de personnel, de moyens, pour sauver une vie, mais aussi pour soulager des maux aussi nombreux que variés. Donc les urgences sont un lieu où il y a du monde et du monde qui attend.

Dans une société de plus en plus agressive, de plus en plus impatiente, de plus en plus exigeante, les urgences sont de ce fait devenues parfois un lieu où l'angoisse mêlée à l'incivisme aboutit à des situations de violence où il arrive que le personnel médical soit en danger.

Alors rassurer, prévenir, apprendre les gestes qui permettront d'attendre son médecin est primordial également pour cette raison.

Ce livre est une aide pour tous.

Un urgentiste chez soi… quel luxe !

Michel Cymes

Avant-propos

« Qu'est-ce qui vous est arrivé ? » est souvent la première question que l'on vous pose quand vous arrivez aux urgences. Et la réponse commence très souvent par : « C'est vraiment stupide, j'étais en train de... »

Chaque année, les accidents de la vie courante (AcVC) font 4,5 millions de blessés, sont responsables de 500 000 hospitalisations et près de 20 000 décès en France (cinq fois plus meurtriers que les accidents de la route et vingt fois plus que les accidents du travail).

Chutes, coups et plaies (coupures, écrasements, perforations) représentent plus de 85 % de ces accidents qui surviennent pour la moitié d'entre eux à la maison, dans 17 % des cas sur un terrain de jeux ou de sport et dans un lieu public ou une zone de transport dans 24 % des cas.

Répartition des AcVC selon l'activité (Source : InVS[1])

Jeux et loisirs	34 %
Autre activité/marcher	31 %
Sport	17 %
Activité domestique	7,6 %
Activité vitale	6,9 %
Bricolage	3,6 %

Bien sûr ces accidents ne sont pas tous évitables, mais la survenue de certains pourrait cependant être diminuée en suivant quelques conseils et en adoptant des réflexes simples. Encore faut-il les connaître avant !

Je suis médecin dans un service d'urgences qui accueille plus de 140 patients par jour sept jours sur sept et trois cent soixante-cinq jours par an. Chaque jour depuis dix ans, j'interroge, examine, suture, plâtre et traite des patients victimes d'accidents de la vie courante ou de petits ou plus grands maux de la vie.

Je mesure chaque jour combien un accident est vite arrivé et me suis dit que je pourrais contribuer à faire qu'ils soient évités.

Depuis que je travaille aux urgences, par exemple, je n'essuie jamais la vaisselle en tournant à l'intérieur d'un verre, je ne descends pas les escaliers les mains dans les poches ou en écrivant un texto sur mon téléphone portable, je ne parle pas la bouche pleine (surtout avec du lapin ou du poisson et pas seulement pour des raisons de

1. www.invs.sante.fr/Dossiers-thematiques/Maladies-chroniques-et-traumatismes/Traumatismes

politesse !), ou je ne rase pas les murs lors d'une journée ventée.

Pourquoi ? Vous l'apprendrez en parcourant ce livre dont l'objectif est de vous faire partager mon expérience et mes conseils, au travers de 101 situations vécues aux urgences qui auraient pu être anticipées. D'habitude, je donne ces conseils à la fin de la consultation aux urgences ; l'occasion m'est ici donnée de les prodiguer à tous.

I

À la maison

1

Quand essuyer la vaisselle conduit à SOS mains

Les serveurs, plongeurs ou garçons de café en sont souvent victimes... mais ils ne sont pas les seuls. Quand vous essuyez un verre avec un torchon, tout à votre idée de bien le faire briller, vous avez la tentation de glisser le tissu et vos doigts à l'intérieur de l'objet pour tourner et tourner. Mais le verre est fragile, et vous ne vous en êtes pas rendu compte. Crac, il se brise, un jet de sang jaillit de votre main et une vive douleur vous saisit.

La paume de la main est une zone anatomiquement complexe et fragile. Se l'entailler peut provoquer des lésions profondes, plus graves encore quand les tendons fléchisseurs des doigts – qui servent comme leur nom l'indique à fléchir les doigts – sont sectionnés, partiellement ou totalement.

Dans un premier temps, la priorité est de stopper l'hémorragie. Avec un tissu propre, un coussin hémostatique (vendu en pharmacie) ou des compresses, vous allez comprimer vous-même l'endroit qui saigne et faire un pansement. L'hémorragie devrait s'arrêter, mais que ce soit le cas ou pas, il faut vous diriger vers un service d'urgences ou encore mieux un centre SOS mains. Vous trouverez la liste régulièrement mise à jour sur le site de la fédération européenne des services d'urgences de la main[1].

Si vous ne pouvez vous y rendre par vos propres moyens ou si vous avez perdu beaucoup de sang, mieux vaut alerter les secours (pompiers, SAMU) qui enverront une ambulance.

Une intervention chirurgicale est souvent nécessaire pour « explorer » la plaie selon le terme consacré. Une première exploration, sous anesthésie locale, peut suffire dans le service des urgences. Il s'agit de repérer les dégâts et de suturer si possible. Mais si la plaie se révèle trop profonde ou avec une atteinte des tendons, il faudra en passer par la microchirurgie. La prise en charge se fait alors en semi-urgence dans un centre SOS mains dans les heures qui suivent.

Pas d'étonnement donc si on vous fait revenir ou qu'on vous redirige vers un autre hôpital ou clinique. Attention, il est nécessaire d'être à jeun pour l'anesthésie, donc ne mangez pas six à huit heures avant d'être opéré.

1. www.fesum.fr

MES CONSEILS

- Choisissez des verres de qualité, résistants.
- Protégez votre main avec un chiffon suffisamment épais pour faire barrière et ne pas atteindre la peau en cas de brisure du verre.
- Dans tous les cas, n'appliquez pas une force trop importante lors de leur nettoyage.
- Vérifiez votre vaccination contre le tétanos.

2

L'art de ranger les couteaux dans le lave-vaisselle

C'est un geste que vous accomplissez tous les jours sans jamais vous dire qu'il pourrait être dangereux et que vous auriez intérêt à agir autrement. Et pourtant, nombre de consultations aux urgences et d'interventions chirurgicales pourraient être évitées si ce simple conseil de prudence était respecté : les couteaux et objets pointus doivent être glissés dans le lave-vaisselle tête vers le bas.

La pointe d'un couteau est vite plantée dans la paume de la main et peut aussi blesser des enfants qui joueraient près du lave-vaisselle ouvert. Armes non intentionnelles, les couteaux provoquent des plaies de l'abdomen, thorax ou encore de la face, les yeux étant une zone éminemment vulnérable.

J'ai encore froid dans le dos lorsque je repense à cette petite fille de quatre ans qui s'est blessée en tombant sur trois couteaux, lame vers le haut, et s'est retrouvée avec trois plaies par arme blanche à l'abdomen et au thorax.

Son état, préoccupant au début, s'est ensuite amélioré et elle s'en est tirée sans séquelles autres que la cicatrice liée à l'opération. Si, devenue adulte, elle n'aura peut-être aucun souvenir de cet accident, ses parents pour leur part ne sont pas près de l'oublier, et je suis sûr qu'ils suivent désormais mes conseils.

En réalité, tous les objets contondants, y compris les fourchettes, peuvent occasionner des blessures. Il faudrait donc idéalement avoir ce réflexe de précaution avec tous les ustensiles : couteaux, fourchettes, piques en tous genres.

Sur les comptoirs des restaurants, tout près de la caisse, les restaurateurs plantent souvent les tickets de commande ou les doubles des tickets de caisse ou facturettes sur ce qu'on appelle un « pique-fiches ». En voyant l'objet, mon réflexe est d'imaginer un accident, que je n'ai heureusement jamais vu, mais qui est tout à fait plausible : le serveur éternue un peu trop fortement et plante sa tête dans le pique-fiche. Cauchemar d'urgentiste sûrement, qui m'amène, quand je suis à la caisse d'un établissement, à recouvrir le côté piquant avec un bouchon de liège. Mon geste suscite une discussion qui aboutit généralement à ce que le restaurateur prenne quelques secondes pour mettre cette arme ailleurs (sur une étagère en hauteur par exemple) ou à ce qu'il la recouvre ensuite lui-même pour éviter l'accident. Certains ont mis un dé à six faces percé sur le pique-fiche, une version plus esthétique que le bouchon de liège.

MES CONSEILS

— Pensez à orienter les ustensiles contondants (couteaux, fourchettes, piques...), tête en bas dans le panier du lave-vaisselle, d'autant plus si vous avez des enfants.

— En cas de plaie, si cette dernière est profonde (suffisamment pour ne pas en voir le fond), il faut consulter en urgence ou appeler le SAMU-Centre 15 si elle est localisée au niveau du thorax ou de l'abdomen.

— En cas de plaie de la main ou de l'œil, un appel au SAMU permettra aussi de vous orienter vers le service adéquat. Inutile de vous rendre dans un hôpital qui n'est pas équipé d'un service d'urgences pour l'orthopédie de la main ou pour les urgences ophtalmologiques ; c'est aussi le rôle du SAMU que de vous guider au bon endroit.

— Dans l'attente, ne rien donner à boire (en vue d'une éventuelle intervention chirurgicale) et recouvrir d'un pansement propre.

3

Une table ou un bureau en verre n'est pas un siège

Matière épurée et très tendance, le verre est de plus en plus utilisé pour les meubles design. Mais, vous l'ignorez peut-être, cette matière est plus fragile que le bois, et prendre appui sur elle peut être lourd de conséquences.

Je repense à ce nouveau propriétaire qui, chez son notaire, tout content de l'achat qu'il venait de réaliser, s'est assis sur la grande table en verre, et s'est retrouvé de l'autre côté. La table s'étant heureusement bien brisée en deux morceaux, il n'eut à subir que les conséquences d'une chute au sol sur les fesses.

Je ne vous donne pas une leçon de savoir-vivre mais de sécurité quand je vous dis qu'il est imprudent de vous asseoir sur un objet dont ce n'est pas la destination première. Si les tabourets, chaises ou fauteuils en verre ne sont pas si répandus, et très chers, ce n'est pas par hasard (ils sont alors dans des matières ultra-sécurisées).

Lorsque l'objet cède sous le poids, deux types de conséquences sont à redouter : les traumatismes et les plaies occasionnées.

D'abord, les traumatismes liés à la chute. Tomber d'une faible hauteur n'a généralement pas de conséquences vitales, quoiqu'une mauvaise réception sur le crâne ou les cervicales puisse entraîner un traumatisme crânien ou rachidien sévère. Si le patient est sous anticoagulants, un enchaînement de circonstances peut ensuite provoquer une hémorragie à l'intérieur du crâne ou autre complication. Et dans tous les cas, une chute peut engendrer contusion ou fractures, d'autant que le poignet est fragile et que le premier réflexe est de se retenir avec les mains, souvent en hyperextension : et là, crac, c'est la fracture de Pouteau-Colle des os de l'avant-bras. Les coudes sont également exposés.

La deuxième conséquence est évidemment le risque de plaie ou d'hémorragie en cas de bris de verre. La conduite à tenir face à une hémorragie est la même que celle décrite au chapitre sur les couteaux dans le lave-vaisselle.

La résistance des tables en verre est très variable, c'est pourquoi je ne peux que vous recommander d'être particulièrement vigilant lors de l'achat, en exigeant une qualité conforme aux normes de sécurité en vigueur. Les importations de produits bas de gamme doivent attirer votre attention. Vous devez réclamer des garanties de sécurité type « absence de casse », ou « verre sécurisé de type trempé ou feuilleté ».

Attention aussi aux plateaux de verre que l'on pose soi-même sur des tréteaux pour se confectionner un bureau sur mesure. Il n'existe actuellement de réglementation ni en Europe ni en France obligeant fabricants et importateurs à fournir des verres de sécurité pour les plateaux de bureau. Renseignez-vous donc auprès de professionnels pour obtenir une qualité et une épaisseur de verre adaptées à la taille du plateau et à la charge supportée.

MES CONSEILS

— S'asseoir à table n'est pas s'asseoir sur une table ; mieux vaut donc éviter, particulièrement si celle-ci est en verre.
— À l'achat, choisir des produits de qualité, et attention à la fixation et à la stabilité en cas de plateau de verre posé sur des tréteaux.
— Interdiction absolue pour les enfants de monter sur les tables basses ou hautes.
— Ne poussez pas non plus les portes vitrées avec la paume de la main : préférez toujours les poignées.

4

Pas de confiance aveugle dans les garde-corps des fenêtres

Quand vous entendez parler de défenestration, vous n'imaginez pas qu'une partie de ces « chutes accidentelles de grande hauteur » sont involontaires et pourraient être évitées.

J'aurai toujours en mémoire ce jeune homme qui devait être en train de contempler la vue panoramique d'un célèbre restaurant au dernier étage d'un musée parisien et que l'on a retrouvé inanimé sur le trottoir, sans savoir s'il avait perdu l'équilibre en se penchant ou si la rambarde avait lâché.

Les chutes d'enfants, parfois fatales, souvent graves, alimentent tragiquement les colonnes de la presse régionale, généralement l'été. Dans son enquête annuelle sur ces accidents de la vie courante, l'Institut national de veille sanitaire (InVS) comptabilise plus d'une centaine de « chutes accidentelles de grande hauteur » chez les enfants de moins de quinze ans, rien que pour la période de mars à octobre dans les trois régions où les données ont été recueillies[1] (Île-de-France, Nord-Pas-de-Calais et Provence-Alpes-Côte d'Azur). Il s'agit surtout d'enfants de moins de six ans (62 %) et majoritairement de garçons (71 %). Dans 32 % des cas, un meuble était situé sous l'ouvrant ou a pu être déplacé par l'enfant, et un enfant sur cinq a escaladé le garde-corps protecteur ou l'ouverture. Plus inquiétant, dans 46 % des cas, la chute a eu lieu alors que l'ouverture disposait d'une protection, et dans un tiers des cas, une personne se trouvait dans la même pièce.

C'est donc qu'il est facile de basculer accidentellement de l'autre côté de la fenêtre, par simple perte du centre de gravité. Même si vous n'habitez pas dans un immeuble de grande hauteur – et même si un buisson ou un auvent peuvent amortir la chute –, il est crucial de surveiller les enfants, et de les empêcher de déplacer des objets pouvant leur servir à escalader sous la fenêtre.

Toutefois, les chutes accidentelles de grande hauteur sont un problème de santé publique qui ne concerne pas que les enfants en bas âge. Les adultes en sont aussi victimes, notamment lorsqu'ils sont de grande taille. Ne pas se pencher à une fenêtre est donc un sage conseil que tout le monde doit appliquer. Parce qu'il est toujours possible d'être poussé, et que les garde-corps ne sont jamais infaillibles : une défaillance « mécanique » est toujours possible.

Ce conseil est bien sûr également valable avec les rambardes en haut des escaliers ou sur les terrasses.

1. http://opac.invs.sante.fr/doc_num.php ? explnum_id=3241

MES CONSEILS

— Ne laissez jamais un enfant seul près d'une fenêtre ouverte ou sur un balcon.
— Ne laissez pas de meubles ou objets qui pourraient servir à grimper sous les fenêtres
— Équipez les fenêtres de dispositifs de sécurité (verrous, poignées verrouillables, entrebâilleurs, bloc-portes, barrières, barres d'appui...) en sachant que ces installations ne remplacent jamais la vigilance d'un adulte.
— Ne vous penchez pas aux fenêtres (pour faire les vitres) ou en haut des escaliers ; une rambarde peut toujours céder.

5

Pas de clés, pas d'acrobaties

Comme une mauvaise nouvelle n'arrive jamais seule, il est très fréquent que vous ayez oublié vos clés en dehors des horaires d'ouverture des serruriers. Dimanche au petit matin, vous rentrez d'une soirée bien arrosée et vos clés ne sont pas dans votre sac. Ou alors vous claquez la porte de chez vous en oubliant ces petites choses cruciales à l'intérieur. Et vous décidez de pénétrer chez vous par tous les moyens : vous allez vous improviser Spiderman. Vous vous sentez des ailes, vous n'imaginez pas un seul instant que plus dure pourrait être la chute.

Escalader une façade ou enjamber le balcon du voisin n'est pas donné au premier venu. Il m'est souvent arrivé aussi de récupérer à terre des gens qui s'étaient imaginé rentrer chez eux en descendant du toit ou en marchant sur une véranda.

Dans le meilleur des cas, si vous tombez bien et de pas trop haut (un étage fait environ 3 mètres), vous pouvez vous en sortir avec seulement quelques lésions. Mais une étude rétrospective a comptabilisé 34 % de mortalité pour les chutes de plus de 3 mètres, dont 22 % de décès sur place, 5 % avant l'hospitalisation et 8 % le jour d'après[1].

Les vérandas ou les verrières cèdent plus fréquemment que vous ne l'imaginez avec le poids du corps. Nous, équipes de secours, l'avons intégré, et quand nous devons intervenir sur le lieu d'un accident, nous commençons par sécuriser le lieu et nous évitons de marcher sur une verrière (ou dessous aussi d'ailleurs) sans avoir préalablement vérifié sa résistance.

La gravité de la chute dépendra bien entendu de sa hauteur et même si une victime ne paraît pas trop atteinte, vu de l'extérieur, il n'est pas question de la laisser repartir. Alertez les secours (15, 18) en précisant le type d'accident, l'accès et la hauteur. Car les conséquences de la chute sont parfois à retardement, avec des traumatismes que l'on appelle « fermés » (on ne voit rien car les lésions sont internes) de l'abdomen ou du thorax : rupture de l'aorte, hémorragie interne... En attendant, ne tentez pas de déplacer le patient, maintenez sa tête dans un axe aligné tête-cou-tronc et effectuez les gestes d'urgence si la situation s'aggrave (arrêt d'une hémorragie, massage cardiaque en cas d'arrêt cardiorespiratoire...).

1. Lapostolle F. et coll., « Victims of fall from height. Study of 287 patients and determination of clinical prognostic factors », *Ann. Fr. Anesth. Reanim.*, juillet 2004 ; 23(7), p. 689-693.

MES CONSEILS

— Ne tentez jamais de regagner votre domicile par un autre chemin que la porte d'entrée.
— Faites appel à un serrurier si vous êtes enfermé dehors, quel que soit le tarif, il ne vaut pas votre vie.
— Rappelons au passage quand faire appel aux sapeurs-pompiers : tout appel aux services de secours doit être justifié par une situation de péril ou un accident concernant des biens ou des personnes. Leur intervention rapide se justifie en cas d'incendie, de fuite de gaz, de risque d'effondrement, ou d'ensevelissement, brûlure, électrisation ou accident de la route[1], etc. Chaque appel injustifié retarde le secours d'une personne réellement en détresse.

Et les pompiers doivent parfois faire face à ce genre d'argument : *Un particulier demande l'intervention des sapeurs-pompiers car il a claqué la porte de chez lui en allant chercher son courrier. Conseillé par l'opérateur du 18 de contacter un serrurier (payant !), il prétend subitement se souvenir qu'il a laissé une casserole sur sa plaque chauffante...* (Situation décrite dans la campagne de communication de la préfecture de police de Paris.) Les pompiers vous remercient de ne pas les prendre pour des serruriers ; d'ailleurs ces interventions, dites de confort, sont désormais facturées par certains services départementaux d'incendie et de secours (SDIS). Exemple de tarif pour les clés restées dans la serrure et personne bloquée à l'extérieur : 440 € pour l'ouverture de la porte. Au feu !

1. www.prefecturedepolice.interieur.gouv.fr/var/plain_site/storage/original/application/aa01c68ce98ff2bb77653c0ec07310fa.pdf

6

Ne fumez jamais au lit

Un incendie domestique a lieu toutes les deux minutes et 70 % des incendies se déclarent la nuit. Parmi les origines multiples, certaines, très fréquentes, comme les bougies, les cigarettes et les allumettes, sont des causes plus facilement évitables.

On ne soulignera jamais assez que fumer au lit est très risqué. Il arrive que le fumeur s'endorme avec sa cigarette allumée, que celle-ci tombe sur les draps et couvertures et entame une combustion. Il n'y aura pas de grosses flammes pour sortir le fumeur de son sommeil, mais des heures de feu couvé dégageant des fumées toxiques. Et l'inhalation de fumées toxiques est la principale cause de mortalité dans les incendies, avant les brûlures.

Depuis peu, une nouvelle norme s'impose aux fabricants de tabac : ils ne doivent mettre sur le marché que des cigarettes dites « à faible propension à l'inflammation ». (Notons au passage que les cigarettes de contrefaçon ne respectent pas cette norme.)

Ces cigarettes s'éteignent toutes seules si le fumeur ne tire pas dessus un certain temps, ce qui évite les incendies. Selon la Commission européenne, la cigarette provoque chaque année plus de 30 000 incendies : en Finlande, grâce à la nouvelle norme, le nombre de victimes de ces incendies a reculé de 43 % et 500 vies pourraient encore être épargnées dans l'Union européenne tous les ans si les fumeurs consomment de « bonnes » cigarettes !

Une bougie laissée allumée sans surveillance risque également d'enflammer tout objet placé trop près et de provoquer ainsi un incendie.

MES CONSEILS

- Ne fumez pas au-dessus d'un tissu et encore moins au lit.
- Éteignez correctement les cigarettes et ne videz pas un cendrier avec une cigarette encore chaude dans la corbeille à papier : si vous venez de le faire, mettez un peu d'eau dessus pour l'éteindre définitivement.
- Ne laissez jamais d'allumettes ou briquets à portée des enfants.
- Ne laissez pas une bougie allumée sans surveillance ; ne la posez pas près d'un matériau inflammable.

7

Gare à l'électricité quand vous percez un mur

Le bricolage comporte bien des risques, mais certains sont moins connus que d'autres. Si vous percez de manière intempestive un trou dans un mur sans avoir vérifié au préalable ce qui passe dedans, vous pouvez vous trouver en face d'un câble électrique (ou d'une canalisation mais c'est un problème de plombier et pas de médecin, dans ce cas). Vous risquez l'électrisation[1].

Les installations électriques récentes sont relativement protégées : elles ne passent que rarement en plein milieu du mur et longent plutôt les cadres de portes ou sont encastrées profondément et isolées par une gaine visible quand on perce. Normalement, un disjoncteur différentiel

1. L'électrisation désigne l'ensemble des manifestations liées à l'action du courant électrique sur le corps humain, alors que le terme d'électrocution – couramment mais faussement employé – correspond à un décès par électrisation. On s'électrise avant d'être électrocuté.

vient compléter la sécurité du dispositif et « saute » en cas de contact accidentel.

Le risque concerne donc essentiellement les vieilles installations (maisons anciennes). Dans ce cas, et si vous êtes dans l'incapacité de déterminer le parcours des fils électriques, mieux vaut vous équiper de gants et chaussures en caoutchouc isolant électriquement.

Mieux vaut également travailler hors tension, en isolant les circuits de la pièce seule. Des détecteurs sont également vendus dans le commerce pour repérer les fils électriques. La plupart ne détectent pas les fils mais le champ magnétique créé par le courant électrique. Ils repèrent donc les fils sous tension. Les plus sophistiqués détectent aussi les métaux ferreux et non ferreux et comportent une indication de perçage claire grâce à une bague lumineuse.

MES CONSEILS

- Avant de percer, repérez les fils potentiels et mettez hors tension la pièce.
- Observez aussi les déchets produits par la perceuse : si vous êtes en train de faire un trou dans une gaine, vous aurez des indices visuels et pourrez stopper.
- Et si vous êtes témoin d'une électrisation, surtout ne vous précipitez pas mais coupez le courant avant de toucher la victime. Pratiquez ensuite les gestes de secours en fonction de son état (et la réanimation cardio-pulmonaire si nécessaire).
- Brûlures électriques (voir Disjonctez, p. 137) : il s'agit toujours d'une brûlure grave. Demandez un avis médical.

8

Pas d'effet de manches en cuisine

Dans la catégorie « accidents domestiques », la casserole au contenu bouillant renversée sur un enfant est un grand classique.

Chez l'enfant, l'eau bouillante, le café, thé, lait, chocolat, soupe, ou pire l'huile bouillante (friteuse, poêle) sont responsables de brûlures du troisième degré qui laissent des séquelles à vie. Du fait de leur taille, ils reçoivent souvent le contenu de la casserole sur le visage et les membres supérieurs.

Dans la plupart des cas, il aurait été possible d'éviter l'accident en adoptant un réflexe simple : tourner les manches des casseroles vers l'intérieur. Ainsi, un simple mouvement brusque ne fera pas renverser le contenu de la casserole et les enfants, curieux de savoir ce qu'elle contient, n'en saisiront pas le manche. Pensez également quand vous avez des manches amovibles, à bien les fixer sur les récipients.

La fondue est un plat particulièrement propice aux brûlures et il faut donc redoubler de prudence quand vous décidez d'en organiser une à la maison. La joie de partager le dîner peut vite tourner au cauchemar si l'appareil à fondue se renverse sur l'un des convives. Attention aux câbles qui traînent et dans lesquels les pieds s'emmêlent, tirent sur l'appareil et le font chuter ; privilégiez une surface plane et stable ; réservez la fondue et la table avec la fondue aux adultes ; pas de gestes intempestifs ou brusques en trempant les morceaux de pain dans le fromage fondu ou de viande dans l'huile bouillante.

MES CONSEILS

— Tournez toujours les manches des casseroles vers l'intérieur afin qu'ils ne dépassent pas.
— Éloignez systématiquement dans la mesure du possible les enfants de la table de cuisson ou de tout récipient rempli de liquide bouillant.
— Préférez la raclette, moins dangereuse et tout aussi savoureuse, à la fondue domestique !!

9

Pour être heureux et chanter sous la douche !

Les deux tiers des victimes d'accidents domestiques mortels ont plus de soixante-quinze ans, et le nombre de ces seniors ne fait que croître. La salle de bains est le lieu de tous les dangers car le sol est glissant, les appuis peu nombreux et la douche ou la baignoire sont souvent peu adaptées aux âges extrêmes de la vie.

Une de mes patientes de soixante-seize ans, bon pied bon œil, a ainsi simplement voulu attraper sa serviette en sortant de la baignoire et a malencontreusement glissé sur le sol mouillé. C'est une « chute mécanique » comme on dit dans notre jargon, par opposition aux chutes liées à des malaises : la distinction est importante car, dans ce dernier cas, il est impératif de rechercher, en plus des lésions traumatiques, la cause du malaise, notamment cardiaque ou neurologique. La vieille dame s'en est tirée avec un traumatisme crânien et une fracture du col du fémur. Incapable de bouger et de se relever, elle a été retrouvée par son fils deux jours après sa chute, toujours dans sa salle de bains.

Il n'est pas rare chez les personnes âgées de se retrouver clouées au sol sur le dos de manière prolongée, sans pouvoir se relever. Cette position est dénommée « syndrome de la tortue » et a pour conséquences un retard des secours (qui ne peuvent être appelés), donc une perte de chance dans le diagnostic et le traitement d'une hémorragie, d'un traumatisme crânien ou encore d'une fracture. Ce syndrome de la tortue peut entraîner en outre une compression-destruction des muscles (rhabdomyolyse), une hypothermie (baisse de la température corporelle), des lésions cutanées, une déshydratation et enfin une insuffisance rénale, des surinfections, jusqu'au décès.

Il faut ainsi éviter les glissades dangereuses, en sachant qu'un peu d'eau a vite fait de transformer le carrelage en patinoire. Assurez-vous toujours d'être stable et non en équilibre précaire et ne courez pas sur un sol potentiellement mouillé. Tout objet qui traîne par terre comme des serviettes, du linge sale, des objets de décoration sont autant d'obstacles et de générateurs de chutes : mieux vaut les ranger.

MES CONSEILS

- Placez un tapis antidérapant au fond de la douche ou de la baignoire et des autocollants antidérapants à la sortie si le sol est recouvert de carrelage.
- Attention aux tapis de sortie de bain glissants ; utilisez ceux qui sont antidérapants avec des ventouses adhésives.
- Préférez une cabine de douche sans rebord.

— Pour les personnes âgées, équipez la baignoire d'un tabouret spécialement conçu avec des ventouses sous les pieds (ça évitera de s'asseoir à même le fond de la baignoire et donc d'avoir beaucoup de mal à se relever) : n'utilisez jamais de tabouret bricolé... Complétez l'installation par des barres ou poignées d'appui faciles à saisir pour l'entrée comme pour la sortie ou à tout autre endroit où elles sont susceptibles de vous aider.

10

Prendre les escaliers n'est pas si bon pour la santé au-delà d'un certain âge

Récemment, l'acteur français Pierre Tornade est mort, suite à une chute dans l'escalier de sa maison survenue une semaine auparavant. La célèbre voix d'Obélix dans les dessins animés d'Astérix et Obélix s'est éteinte. Il avait quatre-vingt deux ans. La chute dans les escaliers fait partie des accidents domestiques les plus fréquents, responsable à elle seule d'environ 10 000 décès en France chaque année. Nul n'est à l'abri, cependant les personnes âgées sont les premières victimes.

À partir d'un certain âge n'hésitez pas à réaménager l'habitation pour vivre de plain-pied. D'ailleurs, les personnes âgées finissent souvent d'elles-mêmes par ne plus utiliser les pièces desservies par l'escalier.

Pour continuer à accéder à toutes les pièces de la maison, vous pouvez installer un monte-escalier. Mais avant d'en arriver là, le risque de chute peut être réduit par des mesures simples d'aménagement ou de vigilance.

MES CONSEILS

— Vérifiez l'état des mains courantes et si elles sont toujours adaptées, à la bonne hauteur et bien visibles.

— Vérifiez l'éclairage de la cage d'escalier pour une visibilité optimale, supprimez les tapis d'escalier.

— Prenez l'habitude de descendre ou monter les escaliers en ayant toujours trois points d'appui (les deux mains sur les mains courantes de part et d'autre de l'escalier et le troisième point d'appui étant évidemment un pied). La multiplication des points d'appui (dans le couloir, les WC, la salle de bains) est une règle de base pour prévenir les chutes.

— De manière générale, tout objet encombrant le passage doit être supprimé car combiné à une vue parfois défaillante, l'objet devient obstacle et cause la chute. Si besoin, une canne ou un déambulateur aideront la marche en toute sécurité.

11

Une corde au balcon

Une grande partie des victimes d'incendies d'immeubles ne meurent pas brûlées ou asphyxiées mais sautent par les fenêtres (on parle de défenestrations volontaires). Prises de panique et coincées dans les étages, elles n'attendent pas les secours et se jettent dans le vide avant que les sapeurs-pompiers n'arrivent.

Je me rappelle avoir beaucoup fait sauter mes Playmobil, quand j'étais enfant, sur le trampoline que les pompiers tendaient sous les fenêtres. Mais c'est une pure fiction, car dans la réalité, ce trampoline n'existe pas. Les accès aux immeubles sont difficiles en milieu urbain et les échelles compliquées à déployer. Trop souvent, les incendies progressent très vite. Sans réfléchir, les personnes qui ne supportent pas l'approche du feu, ou l'atmosphère enfumée, sautent ou font sauter leurs enfants. Les conséquences sont évidemment dramatiques et les victimes d'incendies se retrouvent polytraumatisées quand elles ne meurent pas.

Choqué d'avoir vu trop de chutes de ce genre, un de mes collègues urgentistes s'est équipé d'une longue corde à grimper qu'il a fixée solidement à un barreau de son balcon pour permettre le cas échéant de sécuriser la descente. Une précaution qui peut se révéler utile.

MES CONSEILS

— En cas d'incendie dans votre immeuble, donnez l'alerte le plus vite possible, n'ouvrez pas la porte de votre appartement pour ne pas faire d'appel d'air.
— Calfeutrez avec des linges humides le dessous de la porte et cherchez l'air en restant proche du sol.
— Manifestez-vous aux fenêtres pour que les secours vous repèrent et attendez les consignes.

12

Écailler, c'est un métier

Et vous n'allez pas vous former comme un pro la veille de Noël. Souvent, parce que vous n'avez pas envie de faire la queue pour avoir votre bourriche préparée, vous décidez que vous pourrez vous passer des services de l'écailler. Devant les deux douzaines d'huîtres, vous allez sortir un couteau que vous jugez approprié. Las, cet équipement ne suffit pas, il faut un couteau spécial, doté d'une lame courte et épaisse fixée sur un manche solide. Il faut surtout une protection et le savoir-faire. À défaut, vous risqueriez de réveillonner aux urgences… pour rien et le ventre vide !

L'accident le plus classique est de se planter le couteau dans la paume, ce qui, comme pour toutes les plaies de main, n'est jamais anodin et nécessitera une prise en charge chirurgicale. Les tendons, nerfs, et autres structures peuvent être lésés.

Si cela vous arrive, inutile cependant de vous précipiter aux urgences. Mieux vaut vous faire un bon bandage après nettoyage, et attendre le lendemain matin à la première heure pour vous présenter à l'hôpital. Idéalement, rendez-vous directement dans un service spécialisé (SOS mains), mais attention, vous ne pourrez être opéré dans la foulée que si vous êtes à jeun depuis minuit (ou au minimum six à huit heures avant l'intervention).

Ne gâchez donc pas votre réveillon ni celui de l'équipe des urgences qui vous ferait immanquablement rentrer chez vous pour une opération le lendemain.

MES CONSEILS

— De préférence, demandez gentiment à celui qui vous a vendu les huîtres de vous les ouvrir.
— Sinon, utilisez un couteau adapté et surtout un gant spécial huîtres ou une manique qui protégeront votre main.
— Apprenez la technique : calez l'huître dans le creux de la main protégée, pointe de la coquille vers le haut, introduisez la pointe du couteau entre les valves au milieu du bord de l'huître, enfoncez de 1 centimètre et soulevez en tournant le poignet.

13

Pieds nus ou pantoufles ?

La cuisine est le lieu de tous les dangers. Vous avez oublié le verre brisé la semaine dernière ? Le morceau resté sur le sol n'attend qu'un pied nu pour se rappeler à votre souvenir. Mieux vaut arpenter le sol de votre habitation en général avec au minimum une paire de chaussettes et au mieux de bonnes vieilles pantoufles. Certes, ce n'est a priori pas très sexy – quoique – mais cela évite de se planter sous le pied la punaise qui tenait accrochée au mur votre affiche préférée.

Elles vous protégeront aussi du couteau – ou tout autre objet contondant ou piquant – qui glisse de vos mains et atterrit directement sur votre peau « pédieuse ». Si vous avez de la chance (beaucoup) ou si vous visez bien, la lame se plantera entre vos orteils ; sinon, direction les urgences avec le couteau enfoncé dans la peau. Comme pour la main, les structures anatomiques sont complexes et nécessitent une exploration médicale voire chirurgicale (tendons, nerfs, vaisseaux…). Petite particularité : la loi de gravité, responsable de la chute du couteau, l'entraîne à une vitesse certaine et le plante généralement assez profondément dans les tissus. Comme tout corps étranger dans la peau, mieux vaut ne pas le retirer. Il a fait des dégâts à l'aller, il en ferait au retour. De plus, si vous le retirez alors qu'il sert à colmater une brèche dans un vaisseau sanguin, vous provoquerez une hémorragie.

Si la plaie est minime (le couteau ou le verre n'a pas pénétré profondément), désinfectez (eau et savon, antiseptique...) et vérifiez votre vaccination antitétanique.

Si la plaie est plus profonde, consultez – emportez votre carnet de santé – pour vérifier l'absence de lésion.

Notons que les morceaux de verre ne sont pas toujours visibles sur les radios...

MES CONSEILS

- Pas de pieds nus à la maison, ni à la cuisine ni ailleurs (sauf dans la salle de bains) ; le parquet est également dangereux (voir Halte aux échardes, p. 125).
- Les pantoufles ont un autre avantage : elles tiennent chaud et permettent de réduire la température du logement (qui devrait se limiter à 18-19 °C).
- Passez immédiatement l'aspirateur quand vous brisez un verre et rappelez-vous que les morceaux peuvent être projetés à plusieurs mètres.
- Veillez particulièrement aux enfants et avertissez-les quand il y a eu de la casse.
- Évitez les punaises pour accrocher les affiches : la Patafix fait moins de dégâts (aux murs et aux pieds !).

14

Hachez, tranchez, mais pas les doigts

Cuisiner est devenu à la mode, avec, pour conséquence, son cortège d'accidents conduisant aux urgences. Les blessures des mains, ou plus précisément des doigts, sont les plus fréquentes. La pulpe des doigts est particulièrement vulnérable quand l'imprudent cuisinier les glisse un peu trop près des lames. Trancheuse à jambon ou simple mandoline râpent, coupent, voire sectionnent les doigts en fonction de l'épaisseur des tranches demandées !

Si vous tranchez finement, seule la pulpe du doigt est sectionnée : l'os n'est pas atteint et c'est la chair qui se détache… cela saigne abondamment. Comprimez le saignement avec un linge propre puis un tampon/pansement un peu compressif en relais. Il n'y aura malheureusement pas grand-chose d'autre à faire à part attendre la cicatrisation qui pourra être « dirigée » avec des pansements adéquats.

En cas d'épaisseur plus importante, il s'agit d'une véritable amputation d'une section de doigt. L'os (phalange) est atteint et il faut dans ce cas stopper l'hémorragie, mais aussi envisager une greffe du morceau de doigt sectionné. Pour cela, pensez à récupérer le doigt, placez-le dans un sac en plastique et posez-le dans de la glace (pas de contact direct qui pourrait abîmer la peau et gêner la réussite de la greffe).

Alertez les secours qui vous dirigeront vers un service spécialisé.

Les hachoirs peuvent provoquer les mêmes blessures et être parfois extrêmement redoutables : depuis le robot pour la soupe dont on cherche à dégager les pales coincées dans les légumes jusqu'au hachoir à viande dans la cheminée duquel les enfants mettent leur bras, provoquant de véritables sections de membres.

MES CONSEILS

— Mangez du jambon pré-tranché !
— En cas d'utilisation d'appareils tranchants électriques, lisez et suivez scrupuleusement la notice.
— Utilisez impérativement le pousse-talon pour maintenir et pousser le produit ; pas de vêtements amples et flottants qui risqueraient de se coincer (manches...) ; cette remarque est d'ailleurs valable pour le bricolage quand vous utilisez des appareils électriques.
— Dans un hachoir, ne mettez jamais les doigts ; lors du démontage, coupez toujours l'alimentation électrique.
— Attention à la mandoline : utilisez toujours le poussoir s'il est livré avec les accessoires ; au mieux, une paire de gants protecteurs (il en existe en néoprène ou en maille métallique, par exemple).

15

Épiler sans brûler

La cire chaude est une des méthodes d'épilation efficace qui permet d'être tranquille pour plusieurs semaines. La chaleur dilate les pores de la peau et les poils emprisonnés sous la résine fondue s'arrachent avec facilité. Mais la cire chaude appliquée aux aisselles, aux jambes ou au maillot, se manipule avec circonspection car elle est source de brûlures sérieuses pour les imprudentes.

Que ce soit sous la forme de billes de résine à faire fondre à la casserole ou au micro-ondes (et à mettre à la poubelle ensuite), sous la forme de pot ou d'un roll-on à faire chauffer au micro-ondes avec des bandes de cire, l'utilisation d'un appareil spécifique avec thermostat, semblable à celui des esthéticiennes, est recommandé : il en existe aussi pour les particuliers.

Comme pour le contenu des biberons, testez toujours la chaleur de la cire sur votre main avant application. Cette précaution simple et rapide peut vous éviter de vous déverser sur la peau une dose de cire dont la brûlure serait cuisante. Pire, avec la douleur et la panique, un mauvais réflexe peut vous faire renverser le pot de cire bouillante et aggraver la situation.

En cas de brûlure, retirez immédiatement la cire à épiler et passez la brûlure sous l'eau froide (appliquez la règle des 10-10-10 : laissez votre main 10 minutes sous une eau à 10 °C et en plaçant la main à 10 centimètres). Évaluez ensuite la gravité (voir Les corps gras sur les brûlures, p. 224) et, en cas de besoin, demandez un avis médical. Sinon, appliquez une crème spéciale brûlure et recouvrez d'un pansement. Vérifiez votre vaccination antitétanique au passage. Et pour l'épilation, cela attendra bien quelques jours, en tout cas jusqu'à cicatrisation de la brûlure.

MES CONSEILS

— Thermostat (qui maintient à bonne température le produit) et test de la cire sur le dos de votre main sont donc les deux précautions de base.
— Les techniques d'épilation à la cire chaude sont de toute façon à déconseiller à toutes celles qui souffrent d'insuffisance veineuse ou de varices (dilatation des vaisseaux sanguins par la chaleur et aggravation des symptômes).
— Esthéticienne, c'est un métier...

16

Le bruit de la boîte de conserve à l'ouverture

Si le soda se caractérise par le « pschitt » à l'ouverture, un son devenu culte et repris dans les publicités, il n'en va pas de même pour les boîtes de conserve. Si vous entendez le même « pschitt » que pour les boissons gazeuses lors de l'ouverture de la boîte, c'est qu'il existe un fort soupçon de botulisme et qu'il ne faut surtout pas consommer ces aliments.

Le botulisme est une infection alimentaire grave, liée à la toxine d'une bactérie qui se multiplie en l'absence d'oxygène (on parle de bacille anaérobie) comme dans une… boîte de conserve. Ce bacille présent dans le sol, l'eau et chez beaucoup d'animaux fabrique une toxine paralysante. On le retrouve aussi dans plusieurs types d'aliments mal préparés (conserves, jambon, etc), plus souvent artisanaux ou familiaux qu'industriels.

L'incubation varie de quelques heures à plusieurs jours, et les symptômes se caractérisent par une paralysie des muscles du visage et du cou, des yeux (on voit double) puis de la déglutition et des muscles respiratoires jusqu'à l'asphyxie.

Dès les premiers symptômes, il faut être hospitalisé : vous pouvez être placé sous assistance respiratoire en réanimation, et un traitement aux antitoxines peut être tenté mais ils sont généralement peu efficaces. Le patient peut, s'il survit, souffrir ensuite d'une insuffisance respiratoire durable.

Pas d'affolement toutefois car le botulisme reste rare : on a recensé 24 cas en France en 2010.

MES CONSEILS

- Privilégiez les conserves industrielles qui répondent à des normes de fabrication (hygiène, sécurité).
- Respectez les dates de péremption et jetez immédiatement les boîtes bombées et/ou qui font « pschitt » à l'ouverture.
- Si vous préparez des conserves ou charcuteries « maison », respectez scrupuleusement les règles de préparation, et notamment de stérilisation pour les conserves.

17

Ne transvasez pas

La maison est un terrain de jeu et d'exploration pour les enfants. Ils ouvrent les placards, trouvent de jolies bouteilles avec des couleurs marrantes, qui ressemblent à de l'eau avec du sirop, et, surtout si la bouteille est une bouteille alimentaire, l'enfant s'en empare et la porte à sa bouche. Mais ce n'est pas une boisson consommable : c'est du liquide vaisselle, du lave-vitre ou pire, un autre nettoyant ménager plus puissant, et l'accident survient. Terrible avec les produits caustiques qui nécrosent les tissus, de la bouche à l'estomac en passant par l'œsophage. Les bases (soude, potasse, ammoniaque...) sont la source des complications les plus graves comme avec le liquide déboucheur de canalisations par exemple. Les acides comme l'acide chlorhydrique (détartrant WC), l'acide sulfurique (liquide de batterie) ou l'acide fluorhydrique (antirouille à usage ménager) sont responsables d'une intoxication générale associée à l'action corrosive des tissus digestifs. Enfin, l'eau de Javel expose à des lésions sévères en cas de solutions concentrées.

En cas d'ingestion, si le sujet est conscient, il convient de lui rincer la bouche rapidement et abondamment. N'essayez pas de le faire vomir : le produit a fait des dégâts à l'aller, il en ferait au retour s'il est régurgité, et il y a en plus un risque d'inhalation, de perforation de l'œsophage et de l'estomac.

Appelez le SAMU-Centre 15 qui prendra en charge la victime et l'orientera vers un centre spécialisé. L'examen décisif pour évaluer la gravité est une endoscopie digestive, sous anesthésie générale pour visualiser avec une caméra l'étendue des lésions. En fonction du résultat, un traitement chirurgical peut être proposé pour les formes les plus graves mais la mortalité reste importante.

Attention également aux piles boutons ingérées et/ou qui restent coincées : elles entraînent des lésions graves. Dans une narine, dans l'oreille ou au niveau de l'œsophage, il y a un risque de nécrose (à partir de la troisième heure) et de perforation (au-delà de la sixième heure). Sous l'effet de la chaleur et de l'acidité gastrique, les piles s'autodétruisent en quelques minutes libérant des agents chimiques très toxiques. Chaque minute compte. L'extraction endoscopique est indiquée en urgence ; elle est notamment fonction de la taille et de la position dans le tube digestif (une radiographie l'indiquera).

MES CONSEILS

— Pour éviter de stocker trop de produits dangereux, n'achetez que la quantité nécessaire pour une utilisation précise.
— Tenez les flacons hors de portée des enfants, en hauteur, dans des placards fermés à clé.
— N'achetez que des bouteilles avec fermetures de sécurité spécialement adaptées aux produits dangereux.
— Ne détachez jamais l'étiquette du conditionnement et gardez toujours les liquides dans les emballages d'origine.
— Ne respirez pas le produit et évitez le contact avec la peau (utilisez des gants) et les yeux (prenez des lunettes de protection).
— Versez lentement l'acide dans l'eau et non l'inverse et ne mélangez pas différents produits (il y a un risque de réactions chimiques).
— Ne jetez pas les résidus de produit pur dans les canalisations car ils peuvent être dangereux pour l'environnement et vos canalisations. Renseignez-vous auprès des services techniques de la mairie.
— Ne laissez pas traîner les piles boutons, souvent prises pour des bonbons par les plus petits, et en cas d'ingestion, consultez en urgence.

18

Mettez de l'ordre dans vos médicaments

« On dirait des bonbons ! » Cette phrase, prononcée couramment, y compris devant les enfants, peut introduire une certaine confusion. Surtout que la forme et la couleur sont vraiment parfois similaires, ce qui attire les petits. Pas étonnant que l'ingestion accidentelle de médicaments soit la principale cause d'empoisonnement chez les enfants, ingestion d'autant plus dangereuse que de petites quantités de médicaments pour adultes peuvent leur être fatales.

La seule règle est donc « loin des yeux, loin des mains ». Ne laissez jamais traîner des médicaments (sur la table, dans votre sac ou dans la salle de bains). L'enfant peut s'en saisir, les porter à sa bouche, s'étouffer déjà si le comprimé est trop gros, et surtout s'intoxiquer.

Si l'accident survient, essayez de savoir quel médicament a été pris et en quelle quantité, et demandez toujours un avis au SAMU-Centre 15 (toxicité, conduite à tenir…).

MES CONSEILS

— Le plus sûr est de ranger les médicaments dans une armoire à pharmacie, placée en hauteur et fermée à clé. Faites-y régulièrement le tri et videz-la de tous les produits périmés ou inutilisés que vous rapporterez à votre pharmacien.
— Sinon, fermez avec des loquets de sécurité armoires et tiroirs où se trouvent les médicaments (comme les produits domestiques).
— Conservez tous les médicaments dans les emballages d'origine et ne stockez pas inutilement.
— Ne comparez jamais les médicaments à des bonbons devant les enfants et expliquez-leur au contraire à quel usage ils sont destinés, leur utilité et leurs dangers.
— Quand vous administrez un médicament à un enfant, lisez toujours l'étiquette et vérifiez la posologie.

19

Ne laissez pas bébé seul sur la table à langer

Quelques secondes d'inattention et hop, bébé est tombé. Peu de conséquences sont à craindre si la table à langer n'était pas trop haute (moins de 60 centimètres) et le sol protégé par un tapis ou une moquette. Mais en cas de sol dur (carrelage de salle de bains) et/ou de hauteur plus importante, les conséquences peuvent être dramatiques.

Quel que soit le modèle (et le prix) de votre table à langer, seule votre vigilance vous prémunira de la chute. Dès l'âge de trois ou quatre mois, un enfant peut se retourner et se tenir assis plus ou moins en équilibre. Il peut gigoter et tomber dès que vous relâchez votre attention : ce qui est valable pour une table à langer l'est aussi si vous le laissez éveillé ou endormi sur un canapé ou un lit.

En cas d'accident, si l'enfant a perdu connaissance, placez-le en position latérale de sécurité pour éviter un risque d'étouffement et alertez les secours (le 15 ou le 18). S'il n'a pas perdu connaissance, assurez-vous qu'il n'y a pas de plaie, de déformation importante, ou d'anomalie du comportement : si le nourrisson est apathique, geint, a des difficultés à bouger ou à boire, vomit ou enfin que ses pupilles ne sont pas symétriques, alertez les secours.

N'hésitez pas à réveiller l'enfant toutes les deux heures pour vérifier ces éléments, et ce, pendant les vingt-quatre premières heures après l'accident.

MES CONSEILS

— Ne quittez jamais un nourrisson des yeux quand il est sur une table à langer.

— Préparez tout le matériel à l'avance pour le changer, lui faire sa toilette ou l'habiller et si vous devez vous éloigner, ne serait-ce qu'un court instant, prenez-le dans vos bras.

— Utilisez un matelas de change avec rebords latéraux.

— Mettez un tapis sur le sol de la salle de bains.

— Les chaises hautes et les rehausseurs de chaise sont aussi pourvoyeurs de chutes[1] pour les nourrissons qui tiennent assis. Trois conseils :

- fixer les enfants avec des sangles de sécurité (le plateau n'en est pas un !) ;
- les surveiller et les décourager d'effectuer des gestes dangereux (se lever, grimper, gesticuler) ;
- utiliser des chaises répondant aux normes de sécurité. Pas d'économie sur la sécurité.

1. Kurinsky R. M. et coll., « Pediatric injuries associated with high chairs and chairs in United States, 2003-2010 », *Clin. Pediat.*, 2013.

20

Ne jouez pas à l'apprenti sorcier avec les produits ménagers

Les accidents domestiques avec les produits ménagers concernent aussi bien les adultes que les enfants.

Chaque année, les vapeurs de chlore inhalées suscitent de nombreux passages aux urgences. Elles sont produites par le mélange de deux produits, l'un contenant de l'eau de Javel et l'autre un acide (acide chlorhydrique, détartrant…), par exemple lors du nettoyage des WC. Les vapeurs dégagées sont très irritantes, et encore plus nocives si le volume de la pièce est restreint et peu ventilé. Des accidents similaires sont également en recrudescence avec les produits pour piscine. Mais d'autres produits sont susceptibles de dégager des effluves toxiques.

Les victimes présentent les symptômes immédiats suivants : irritation de la sphère ORL (nez, gorge), toux, gêne respiratoire ou véritable difficulté à respirer et irritation oculaire. En cas de maladie respiratoire préexistante (asthme, bronchite chronique, insuffisance respiratoire), les symptômes peuvent rapidement s'aggraver vers une véritable détresse respiratoire aiguë.

L'intensité de l'atteinte pulmonaire est fonction de la concentration du gaz inhalé et de la durée d'exposition. Attention : l'évolution se fait parfois en deux temps, avec une première irritation suivie d'une amélioration avant une rechute quelques heures ou jours après.

En cas de temps de contact limité (ce qui est le plus souvent le cas puisque le premier réflexe est de sortir de la pièce), les symptômes ne durent pas. Il ne reste aucune difficulté respiratoire et aucun risque.

En cas de détresse respiratoire en revanche (vous n'arrivez plus à respirer, crise d'asthme…) ou d'antécédents pulmonaires, appelez le SAMU-Centre 15. De l'oxygène sera peut-être nécessaire. En cas de crise d'asthme, prenez votre traitement de crise habituel : si elle ne cède pas au bout de quelques bouffées de bronchodilatateurs, alertez les secours.

MES CONSEILS

- Évitez de mettre votre nez directement sur un produit.
- Aérez fréquemment votre logement, notamment quand vous utilisez des produits ménagers, pour évacuer les substances chimiques dégagées qui s'accumulent dans l'air. Ne manipulez jamais des produits de bricolage ou ménagers en atmosphère confinée.
- En cas d'inhalation, quittez la pièce et respirez à l'air libre.

21

Cheveux colorés ou décolorés mais pas brûlés !

Coloration, décoloration : mieux vaut confier son cuir chevelu à un professionnel. Une coloration chimique, et encore plus une décoloration, ne sont jamais des actes anodins. La coloration consiste à soulever les écailles du cheveu pour y injecter des pigments de couleur qui peuvent causer des allergies et la décoloration est une véritable opération de « décapage ».

Les produits utilisés pour une teinture sont certes de moins en moins nocifs, mais ils contiennent de nombreux principes actifs, tant dans la crème colorante que dans le révélateur. Autant d'allergènes en puissance dont un, la paraphénylènediamine ou PPD, permet les colorations foncées et la couverture des cheveux blancs. Ce dernier, contenu aussi dans le fameux henné noir, est responsable d'allergies généralisées type œdème de Quincke, qui peut être mortel. Si vous ressentez des démangeaisons, une rougeur, des difficultés respiratoires, voire si vous commencez à avoir un œdème du visage, rincez immédiatement et appelez (ou faites appeler) le SAMU-Centre 15. Et si vous faites ou avez fait une réaction allergique à ce type de coloration, la contre-indication est absolue pour réitérer l'expérience.

Avant toute application de coloration, un test d'allergie cutanée doit théoriquement être réalisé en appliquant deux ou trois fois, à l'aide d'un coton-tige, derrière l'oreille, un peu de produit. Il convient d'attendre quarante-huit heures sans laver ni couvrir et de vérifier qu'aucune réaction ne se produit (démangeaisons, sensation de brûlure du cuir chevelu, rougeurs ou gonflement).

MES CONSEILS

— Ne mettez pas d'eau oxygénée sur vos cheveux pour les décolorer sans en maîtriser le dosage et le temps de pose.

— Manipulez les produits avec précaution : ne pas utiliser le produit sur les cils ou les sourcils, ne pas utiliser de coloration ou décoloration avant l'âge de seize ans, ne pas utiliser ce type de produit en cas d'éruption cutanée sur le visage ou de cuir chevelu sensibilisé ou d'antécédents allergiques similaires.

— En cas de projection dans les yeux, rincez abondamment, et si vous portez des lentilles de contact, retirez-les avant de rincer.

— Coiffeur et coloriste, c'est un métier…

22

Le bain de bébé

Votre bébé adore jouer dans l'eau du bain, mais il ne faut jamais oublier les règles de sécurité essentielles, notamment pour éviter les brûlures.

La température idéale pour le bain de bébé est autour de 37 °C. Équipez-vous d'un petit thermomètre de bain (en forme de jouet pour enfant, sécurisé et amusant) et, pour réduire le risque de brûlure, faites d'abord couler l'eau froide, puis rajoutez de l'eau chaude. Ensuite, ne mettez jamais bébé dans le bain alors que l'eau coule encore car la température de l'eau à la sortie du robinet peut très vite changer. Idéalement, installez sur les robinets des dispositifs de sécurité qui permettent de contrôler la température de l'eau. La robinetterie peut également être très chaude, surtout pour de petites mains : apprenez à votre enfant à ne pas y toucher.

Autre problème de température pour le nourrisson : le biberon. La température idéale est de 35 °C. Faites toujours couler une goutte du contenu sur votre poignet pour vérifier la température réelle du lait, que vous utilisiez un chauffe-biberon ou un micro-onde. Attention à ce dernier qui chauffe parfois trop le contenu du biberon alors que le biberon lui-même reste froid.

MES CONSEILS

- Ne laissez jamais votre enfant sans surveillance dans la baignoire : il pourrait se noyer mais aussi se brûler en ouvrant le robinet d'eau chaude, le temps que vous alliez décrocher le téléphone.
- Réglez toujours l'eau chaude sanitaire à une température inférieure à 50 °C, ou, mieux encore, à 40 °C.
- Pour les nouveau-nés et les bébés de moins de six mois, remplissez la baignoire avec environ 13 centimètres d'eau. Ne remplissez jamais la baignoire plus haut que le niveau de sa taille quand bébé sait tenir assis.
- N'installez jamais votre enfant dans le bain quand l'eau coule encore : le niveau de l'eau pourrait vite monter.
- Utilisez des supports adaptés à l'âge de votre bébé (transat, hamac) pour vous permettre de garder les mains libres.
- Installez un tapis antidérapant au fond de la baignoire.

23

Attention aux vieilleries électriques…

S'il y a bien un domaine où la prudence est de mise, c'est bien celui de l'installation électrique. Chaque année, plus de 200 personnes perdent la vie et 4 000 incendies se déclarent en raison d'une électricité défectueuse, soit un incendie sur quatre. Tous les appareils électriques sont potentiellement dangereux, notamment si une prise multiple est utilisée en surpuissance, un fil de lampe est abîmé, un lampadaire halogène n'a pas de grille, un abat-jour est en papier, etc.

Un fil dénudé peut vite mener au drame si un enfant met le doigt dessus ou si, chauffant sur un tapis, il déclenche un incendie. Il faut prêter attention à une prise ou un interrupteur qui grésille ou serait décollé du mur et laisserait apparaître des câbles. Imaginez-vous lors d'un réveil nocturne, tâtonnant sur le mur pour trouver l'interrupteur !

Dans la salle de bains, n'utilisez que des appareils et éclairages prévus pour. Ou bien des appareils sur batterie ou sur piles (radio…). La norme internationale IP indique le degré de résistance à l'eau : plus elle est élevée, meilleure est la protection. Et quand vous utilisez le sèche-cheveux, veillez à n'être jamais pieds nus sur le sol mouillé. Et encore moins dans la baignoire pour gagner du temps. De manière générale, quand vous utilisez un appareil électrique dans la salle de bains, isolez-vous de l'eau et, si quelqu'un est dans l'eau à vos côtés, ne l'utilisez pas. En cas d'accident, il y aurait deux victimes.

MES CONSEILS

— Changez vos appareils électriques anciens, usés ou cassés. Les fils doivent être en parfait état et, pour qu'ils le restent, ne tirez pas sur le fil pour débrancher.
— Faites contrôler votre installation par un professionnel, et évitez de bricoler vous-même.
— Soyez particulièrement vigilants sur les rallonges : pas de rallonge branchée dans une autre pièce et amenée dans une salle de bains et, à l'extérieur, n'utilisez que des rallonges adaptées à cet usage.

24

Ne mettez pas de l'eau sur de l'huile en feu

Vous aimez les frites et vous êtes équipé d'une friteuse ? Équipez-vous alors aussi d'une couverture antifeu, ignifuge, seule efficace en cas de feu de friteuse. Car essayer de l'éteindre avec de l'eau est totalement hors de question ; l'huile bouillante peut exploser au contact de l'eau, propulser des flammes et de l'huile chaude sur plusieurs mètres, vous brûlant et propageant le feu dans toute la pièce. Même un extincteur traditionnel est inadapté dans ce cas de figure, voire se révèle dangereux.

Les bons réflexes si votre huile prend feu dans votre friteuse ou votre poêle sont de couper l'alimentation (gaz ou électricité) qui chauffe votre récipient, de mettre un couvercle pour étouffer les flammes, une couverture antifeu ou une serpillière humide (en protégeant vos avant-bras) jusqu'à ce que l'huile ait refroidi.

Coupez aussi la hotte aspirante si elle est en marche.

MES CONSEILS

— Équipez-vous d'un extincteur spécialement conçu pour les feux dits gras et la cuisine : ils éteignent les différentes catégories de feu (type ABF).
— Veillez à ce que les enfants ne s'approchent pas d'une friteuse chaude.
— Optez pour une friteuse encastrée impossible à renverser.
— Laissez refroidir la friteuse avant de la déplacer et vérifiez que les poignées ne sont pas chaudes.
— Ne versez pas les frites surgelées directement dans l'huile bouillante : gare aux projections.

25

Un peu d'air

La soirée de la Saint-Valentin avait failli mal tourner. Venus dîner en amoureux dans un petit restaurant d'une sous-préfecture aveyronnaise, treize clients se sont retrouvés aux urgences parce que le patron voulait garder ses amoureux bien au chaud… et accessoirement faire quelques économies de chauffage. Il avait donc calfeutré les aérations de sa salle de restaurant pour conserver la chaleur.

Il a par la même occasion conservé le monoxyde de carbone, un tueur particulièrement silencieux. Gaz incolore, inodore et insipide, il n'a pas de couleur particulière, pas d'odeur et pas de goût.

Chaque hiver, les intoxications au monoxyde de carbone (CO) sont un fléau responsable de quelque 6 000 hospitalisations et plus de 300 décès. C'est la première cause de mortalité accidentelle par gaz toxique en France. Et les risques de séquelles de type neurologique et cardiaque sont importants.

À taux faibles, on observe des maux de tête, des vertiges, des troubles digestifs, voire des malaises. À taux plus élevés, la victime tombe dans le coma et risque la mort.

Quand il est respiré, le CO est absorbé exclusivement et rapidement par les poumons. Il pénètre dans les globules rouges, se fixe sur l'hémoglobine du sang à la place de l'oxygène, et empêche ainsi l'oxygénation des cellules. L'hémoglobine a une affinité deux cent trente fois plus forte pour le monoxyde de carbone que pour l'oxygène et il chasse donc l'oxygène des globules rouges : il provoque une asphyxie « de l'intérieur ». Émile Zola en est mort le 29 septembre 1902, intoxiqué par les émanations toxiques de son feu de cheminée.

La production de CO résulte d'une combustion incomplète. Dans la majorité des cas, les accidents résultent de :

— la mauvaise évacuation des produits de combustion (conduit de fumée obstrué ou mal dimensionné) ;
— l'absence de ventilation dans la pièce (pièces calfeutrées, sorties d'air bouchées) ;
— la carence d'entretien ou la vétusté des appareils susceptibles de produire du CO ;
— la mauvaise utilisation de certains appareils (appareils de chauffage d'appoint utilisés en continu, groupes électrogènes…) ;
— les gaz d'échappement d'un véhicule. Si vous laissez tourner le moteur de votre voiture dans une atmosphère confinée comme un garage, le CO s'accumule et vous asphyxie.

Il est important de repérer des signes collectifs. Si vous êtes plusieurs sous un même toit à ressentir les mêmes symptômes, pensez à sortir de la pièce et à aérer les locaux.

Ensuite alertez le SAMU-Centre 15 ou les pompiers qui viendront tester l'air avec un carboxymètre, le détecteur spécifique du monoxyde de carbone. Toutes les équipes de secours en sont équipées de manière systématique. L'appareil bippe en cas de concentration de CO élevée et évite ainsi bon nombre de faux diagnostics de grippe, de gastro-entérites ou d'autres affections bénignes. Attention, les détecteurs de fumée ne détectent pas le CO.

Le traitement se fait avec un masque à oxygène. Mais dans des cas plus extrêmes (intoxications graves, maladies cardiaques ou respiratoires sous-jacentes ou encore dans le cas des femmes enceintes), l'oxygénothérapie hyperbare dans un caisson permet d'accélérer l'élimination du CO.

MES CONSEILS

— Dégagez les aérations (le logement doit disposer de grilles ou bouches d'aération permettant à l'air de circuler) ; ne les calfeutrez pas en hiver.

— Faites contrôler et entretenir les conduits de cheminée, appareils de chauffage et chauffe-eau, tous les ans par un personnel qualifié.

— Respectez les indications du fabricant : n'utilisez jamais de façon prolongée des panneaux radiants à gaz ou des poêles à pétrole ; ne jamais utiliser une cuisinière, un brasero ou un barbecue comme chauffage de secours dans une pièce fermée.

— Remplacez les appareils anciens raccordés à des conduits de fumée par des appareils conformes à la réglementation en vigueur.

— Attention aussi aux intoxications chroniques qui entraînent des maux de tête, des nausées, une confusion mentale : si vous remarquez que cela vous arrive uniquement dans un certain lieu – à la maison ou ailleurs – vérifiez que l'intoxication au CO n'en est pas responsable.

II

Confessions intimes

26

Soudain, un inconnu couche avec vous…

« La vie est une maladie mortelle sexuellement transmissible », disait Woody Allen. Mais tant qu'à faire, autant ne pas hériter d'une autre prématurément ! Le samedi soir aux urgences, je ne compte plus ce que nous appelons dans notre jargon les « accidents d'exposition sexuelle » (AES) ou « accidents d'exposition au risque viral ». Il s'agit d'une relation sexuelle, qu'elle soit homosexuelle ou hétérosexuelle, sans préservatif ou avec un préservatif qui se rompt, avec un(e) partenaire de sérologie inconnue. Il y a donc un risque de contamination par le VIH (virus de l'immunodéficience humaine responsable du sida) et/ou par les virus des hépatites.

Lorsque cela vous arrive, rendez-vous le plus vite possible dans un service d'urgences ou dans le service spécialisé d'un hôpital (généralement les consultations de maladies infectieuses). Les urgences ont l'obligation de vous recevoir et d'évaluer le risque de contamination. Pour cela, le médecin va vous questionner sur votre type de pratique : le risque est minimal en cas de fellation mais maximal en cas de rapport anal réceptif, l'éjaculation du partenaire infecté représentant un facteur de risque supplémentaire de contamination.

Le traitement post-exposition qui est proposé prend la forme d'un kit d'urgence de trithérapie pour trois jours, puis, après un second rendez-vous précisant les risques associés au partenaire (L'a-t-on retrouvé ? Connaît-on sa sérologie ?), un traitement d'un mois peut être prescrit.

Il est important de noter que l'efficacité du traitement dépend de la rapidité de mise en œuvre : idéalement, dans les quatre premières heures, et au maximum, dans les quarante-huit heures après l'accident. Pour les autres maladies sexuellement transmissibles (chlamydia, syphilis), il n'existe pas de traitement préventif sauf pour l'hépatite B et un suivi sera nécessaire (prises de sang notamment) pour vérifier l'absence de contamination.

Attention, après un accident d'exposition sexuelle, qu'il débouche sur une trithérapie ou pas, un suivi régulier est impératif. Tous les rapports sexuels doivent être systématiquement protégés dans l'attente des résultats définitifs de sérologies (qui peuvent prendre jusqu'à quatre mois si un traitement post-exposition a été initié).

MES CONSEILS

— On vous l'a dit et redit, mais c'est une précaution indispensable : utilisez des préservatifs pour tout rapport sexuel tant que les deux partenaires n'ont pas effectué leurs sérologies.

— En cas d'accident, rendez-vous avec votre partenaire aux urgences pour que les deux puissent être pris en charge (éventuellement avec un test rapide qui évitera une mise sous traitement).
— Après une éventuelle exposition, attendre 3 mois avant de faire un test de dépistage. Bien que les tests détectant les anticorps du VIH soient très sensibles, il existe une fenêtre sérologique de trois à douze semaines qui correspond à la période entre l'infection par le VIH et l'apparition d'anticorps détectables dans le sang.
— Les préservatifs doivent porter le sigle « NF » (norme française) ou « CE » (communauté européenne), et ne doivent pas avoir dépassé la date de péremption.
— Les lubrifiants gras (vaseline, huiles diverses) peuvent dégrader le latex (risque de rupture). Préférez un lubrifiant vendu pour les relations sexuelles et compatible avec les préservatifs.

27

Quand le mariage vous coûte un doigt

Sans vous conseiller de ne pas vous promettre amour et fidélité, j'aimerais attirer votre attention sur une conséquence peu connue du passage devant monsieur le maire ou le curé : le danger suscité par le port d'une alliance. Passer une bague à votre annulaire est potentiellement source d'accident grave : l'anneau, quand il s'accroche à un grillage, un clou, une poignée de porte ou tout autre relief, peut entraîner la perte de votre doigt. Le bijou accroché le dénude comme un câble électrique, déchire la peau, les vaisseaux, les nerfs, puis les tendons.

Sportifs, bricoleurs, jardiniers le savent généralement et évitent ou devraient éviter d'en porter, leur activité occasionnant trop de risques.

La conséquence de cet accident est très souvent l'amputation tant les dégâts sont importants et délabrants. La reconstruction réparatrice est particulièrement difficile sur cet organe et le pronostic aléatoire.

Largement ignoré, ce problème de santé publique est très connu des urgentistes et des chirurgiens de la main puisque environ 300 cas par an sont répertoriés en France, et a même fait l'objet d'un avis de la Commission de la sécurité des consommateurs[1].

Cet accident dit *ring-finger* (annulaire) ne va pas systématiquement jusqu'à l'amputation mais les séquelles, notamment fonctionnelles, peuvent être importantes. Même après reconstruction, il peut demeurer une raideur résiduelle, une perte de la mobilité, des troubles de la sensibilité et/ou des douleurs, sans compter les risques infectieux post-opératoires.

MES CONSEILS

— Ne pas porter d'alliance ou tout autre anneau métallique. Pour les professions manuelles les plus exposées, cela tombe sous le sens. Pour les autres, et si vous souhaitez conserver vos bijoux, ôtez-les dans les situations à risque comme le bricolage ou le sport.

— Une autre solution consiste à fragiliser les bijoux et donc à faire fendre l'anneau qui s'ouvrira en cas d'accroc ; le doigt sera alors protégé.

— Si vous souhaitez conserver la valeur symbolique de l'alliance fermée, certains fabricants proposent des anneaux comportant une zone de faiblesse indétectable à l'œil mais cédant sous la traction mécanique.

— Si l'accident est déjà survenu et que l'alliance est encore sur le doigt, n'essayez pas de la retirer. Contentez-vous de mettre une compresse avec un bandage simple

1. www.securiteconso.org/article443.html

autour et consultez en urgence (SAMU, urgences ou SOS mains).

— Si vous venez de perdre votre doigt, récupérez le bout arraché et placez-le dans un sac plastique, lui-même posé sur de la glace. Cette technique permettra de préserver au mieux les tissus dans l'éventualité d'une réimplantation microchirurgicale. Mais attention à ne pas mettre en contact direct le membre et la glace, ce qui risquerait de détruire les cellules.

28

Souffler dans le vagin n'est pas toujours jouer

Parmi les jeux sexuels qui peuvent conduire aux urgences, voici une variante originale du cunnilingus. Pour provoquer le grand frisson, certains pratiquent une puissante insufflation dans le vagin de leur partenaire. Cela peut parfois se compliquer d'un pneumopéritoine, et conduire à une intervention chirurgicale... pour rien. Le pneumopéritoine est la présence, anormale, d'air dans la cavité abdominale. L'air passe du vagin à l'utérus et remonte par les voies anatomiques naturelles, les trompes de Fallope, dans la cavité abdominale. Le fait d'avoir subi une hystérectomie (ablation de l'utérus) avec des points de suture favorise encore plus le passage de l'air.

Les douleurs au ventre sont le principal symptôme du pneumopéritoine : elles peuvent faire redouter une perforation intestinale ou une occlusion. La radiographie de l'abdomen va confirmer la présence d'air sous la forme d'un croissant gazeux dans le ventre et accentuer les craintes, et le risque d'erreur de diagnostic.

Si vous n'avez pas signalé votre jeu sexuel parce que les douleurs surviennent plusieurs heures ou jours après, une intervention chirurgicale dite « exploratrice » peut être proposée.

Dommage, car il suffit d'attendre que l'air se résorbe spontanément. Moralité : ne pas être pudique et tout dire à votre médecin.

Parmi les complications « gazeuses » graves, notons l'embolie qui survient chez la femme enceinte exclusivement. L'insufflation d'air en grande quantité ou de manière répétée dans le vagin entraîne la pénétration de bulles d'air dans la circulation sanguine, provoquant douleurs abdominales, convulsions et coma jusqu'au décès.

MES CONSEILS

— Faites part de vos jeux sexuels à votre médecin ; même si vous ne voyez pas le rapport direct, un lien peut exister entre vos symptômes et vos pratiques.

— Attention aux insufflations vaginales en cas d'antécédents de chirurgie gynécologique (hystérectomie).

— Proscrivez les insufflations vaginales pendant la grossesse ; mais rassurez-vous, coït et cunnilingus restent autorisés.

29

Le faux pas du coït

Le pénis n'est pas un os, et pourtant il peut casser. Les médecins ont un surnom romantique pour une pathologie qui ne l'est pas : le « faux pas du coït ».

Rapports fougueux, partenaire dominante, chute du lit en pleine érection ou encore acrobaties en baignoire glissante sont autant de circonstances dans lesquelles la fracture du pénis peut survenir. D'aucuns disent que c'est même l'apanage des couples illégitimes, adeptes des « coups rapides sur un coin de bureau ».

Le mécanisme est invariable : le pénis en érection subit un traumatisme lorsqu'il sort du vagin (pour des raisons anatomiques, cet accident n'arrive généralement qu'aux couples hétérosexuels). Le corps spongieux qui le compose se déchire. Un craquement, l'apparition d'un hématome et d'une déformation de la verge entraînent l'arrêt brutal de l'érection et du rapport sexuel.

Pas le choix : direction les urgences pour confirmer le diagnostic. Une prise en charge rapide permettra d'éviter les séquelles. Le traitement proposé peut être conservateur par immobilisation de la verge et cathétérisation des voies urinaires (pour continuer à pouvoir uriner durant la convalescence !). Mais l'intervention chirurgicale est de plus en plus indiquée pour évacuer l'hématome et réparer le corps caverneux.

Et après ? Six semaines d'abstinence totale minimum avec des sédatifs pour éviter les érections !

MES CONSEILS

— Mesdames, n'oubliez jamais que la verge peut casser.
— Évitez les acrobaties et les pratiques sexuelles trop violentes.
— N'insérez pas votre pénis dans des objets peu accueillants, comme des bouteilles.
— La masturbation trop vigoureuse est également dangereuse.

30

D'avant en arrière !

Ce conseil devrait être donné dès l'enfance aux filles.

Les infections urinaires basses – ou cystites – chez la femme sont d'abord une question d'anatomie. En effet, la proximité entre l'anus et l'orifice urinaire (le méat) facilite le passage de bactéries intestinales en provenance du rectum. Par ailleurs, le trajet jusqu'à la vessie étant très court (à peine 4 centimètres), l'accès des bactéries y est facilité, ce qui provoque l'infection urinaire basse (cystite) ou haute (infection des reins ou pyélonéphrite) si elles continuent leur ascension.

Certaines femmes sont plus exposées que d'autres et connaissent bien les symptômes : douleurs ou brûlures en urinant, besoins fréquents d'uriner et sensation d'avoir toujours envie, urines troubles avec une odeur désagréable et parfois douleur dans le bas-ventre et sang dans les urines.

En cas d'infection des reins (pyélonéphrite), des douleurs intenses dans le bas du dos et de la fièvre complètent le tableau. Il s'agit alors d'une véritable urgence thérapeutique car l'infection peut se généraliser (septicémie). Votre médecin confirme le diagnostic facilement avec une analyse d'urine (bandelette urinaire au cabinet par exemple et/ou examen cytobactériologique au laboratoire) et prescrit un traitement antibiotique.

Le premier moyen très simple pour éviter ces désagréments est de s'essuyer d'avant en arrière avec le papier hygiénique : mesdames, que vous soyez allées à la selle ou ayez simplement uriné, il faut commencer par la zone génitale avant d'aller vers la zone anale.

MES CONSEILS

— Urinez toujours après les rapports sexuels.
— Essuyez-vous toujours d'avant en arrière.
— Buvez suffisamment d'eau et ne retenez pas votre envie d'uriner.
— Lavez les régions anales et vulvaires quotidiennement, mais pas de manière agressive : utilisez des produits dédiés à la toilette intime.

31

La braguette : ennemie numéro 1 du sexe masculin

Se coincer le sexe dans la fameuse « fermeture à dents », inventée au début du XXe siècle, est un accident qui paraît des plus bêtes ! Bête mais pas si rare puisqu'une récente étude publiée dans le *British Journal of Urology* révèle que c'est arrivé à 17 616 hommes, entre 2002 et 2012 aux États-Unis, qui ont été forcés de se rendre aux urgences pour le prépuce (la peau qui entoure le gland) pris dans la fermeture Éclair ! On pourrait croire que cela n'arrive qu'au cinéma – à Ben Stiller dans le film *Mary à tout prix*, par exemple – mais c'est une réalité connue des urgences.

Si cela vous arrive, tentez de décoincer la fermeture Éclair mais si vous n'y parvenez pas, n'insistez surtout pas. C'est très douloureux et les différentes tentatives de retrait risquent de provoquer un saignement voire un gonflement, rendant la chose encore plus difficile. Là encore, direction les urgences : ne soyez pas timide, vous n'êtes pas le seul ! Une anesthésie locale facilitera le dégagement

L'étude du *British Journal of Urology* répertorie d'autres objets susceptibles d'être dangereux pour le pénis : la selle de vélo mais aussi le siège des toilettes… surtout pour les petits garçons. Lorsqu'ils urinent, ils posent fréquemment leur pénis sur le bord de la cuvette et un siège de toilettes qui s'abat peut ainsi leur causer une blessure et les amener aux urgences pédiatriques.

MES CONSEILS

— Jamais de précipitation dans la remontée de braguette (ni dans la descente d'ailleurs).
— La solution radicale est de ne porter que des pantalons à boutons !
— Pour les petits garçons, ne pas poser le pénis sur la cuvette avec l'abattant relevé. Et, ne pas uriner avec l'abattant baissé… mais pour d'autres raisons.

32

Ne pas s'asseoir dans le frigo

Les objets les plus bizarres se retrouvent dans le rectum des patients qui consultent aux urgences. Confus de se présenter à l'infirmière d'accueil et d'orientation, toujours pointilleuse sur les détails, ils livrent des explications plus ou moins vraisemblables sur la présence de ces objets provenant souvent du frigo (bouteilles, légumes...). L'introduction de corps étrangers par l'anus est rarement accidentelle. Elle est le plus souvent volontaire et motivée par différents comportements : pratique érotique ou agression sexuelle, trouble de la personnalité, dissimulation d'objet (drogues, etc.) ou tentative de faire cesser une constipation.

« Je me suis assis dans le frigo », « J'ai glissé dans une cagette de concombres », « La bouteille traînait dans mon lit » sont parmi les explications invoquées, le point commun et délicat de toutes étant de justifier le fait d'avoir été manifestement nu à ce moment-là !

Ne vous torturez pas l'esprit pour inventer des histoires ; cela arrive à tout le monde et il n'y a pas de honte à venir en consultation, couvert par le secret médical, avec l'objet de votre choix à l'endroit de votre choix. Enfin presque.

Car le problème est que ces insertions peuvent vite virer au tragi-comique par la gravité des complications possibles : hémorragie, perforation, péritonite, etc. Douleurs abdominales, saignements ou simplement objet impossible à faire « redescendre » sont des symptômes inquiétants qui doivent motiver une consultation aux urgences.

Dans tous les cas aux urgences, vous aurez droit à un toucher rectal qui vérifie l'intégrité anorectale et peut retrouver le corps étranger. La radiographie sera éventuellement nécessaire si l'objet est radio-opaque c'est-à-dire visible aux rayons X pour confirmer la position, la forme et la taille et estimer la possibilité de descente naturelle. Les végétaux et objets en plastique sont quant à eux invisibles. L'objectif est bien sûr d'extraire le corps étranger par extraction manuelle ou instrumentale, sous anesthésie le plus souvent, ou sédation pour un relâchement complet, associée à une pression pelvienne. La chirurgie s'impose en cas d'échec ou de complications (perforation intestinale). Les plus chanceux pourront attendre une expulsion spontanée sans complication, sous surveillance médicale, mais cela reste une situation exceptionnelle.

Chaque année, l'agence indépendante de sécurité des produits de consommation des États-Unis (Consumer Product Safety Commission) compile dans une base de données les accidents conduisant aux urgences par mésusage ou détournement d'utilisation des objets (bref, tout ce qui n'est pas dans le manuel d'utilisation). Et on trouve de tout et partout aux urgences : des clés avalées aux lames de rasoir, en passant par les jouets, ou magnets de frigo (décidément !) dans les narines ou encore des cuillères dans le pénis ou des voitures miniatures dans les vagins.

MES CONSEILS

— Suivez attentivement le manuel d'utilisation des objets et ne les détournez pas de leur usage.
— N'introduisez rien dans vos orifices naturels.

III

Sports, loisirs et autres réjouissances

33

Ne parlez pas la bouche pleine

Vos parents vous disaient toujours : « Ne parle pas la bouche pleine » et vous pensiez qu'il ne s'agissait que de politesse. Adulte, vous découvrez que c'est aussi une consigne de sécurité avec de réels dangers dus aux arêtes et aux os. Mais pas seulement. Certains aliments présentent plus de risques que d'autres tels le lapin, le poisson ou les mille-feuilles. Avalés de travers, ces aliments font courir le risque de fausse route, qui peut conduire à l'étouffement.

La fausse route alimentaire correspond au passage d'un aliment – mais il peut aussi s'agir d'un objet quelconque, comme un jouet – dans les voies aériennes. Bouchées, elles ne peuvent plus laisser passer l'air de l'extérieur vers les poumons et inversement. Si l'oxygène n'atteint pas les poumons, la vie est immédiatement menacée.

Comment vous apercevoir que la personne en face de vous est en train de faire une fausse route et comment réagir ? Brutalement, la victime porte les mains à sa gorge.

Et là deux cas de figures sont possibles et doivent être distingués car ils déterminent la conduite à tenir.

Premier cas : l'obstruction des voies aériennes est totale ou quasi totale. La victime ne peut plus parler, ne crie même pas, et quand vous lui demandez si elle s'étouffe, elle peut tout juste faire un signe « oui » de la tête. La bouche est ouverte, il n'est pas possible ni de tousser ni de respirer. La tête devient bleue (cyanose), et si c'est un enfant, la perte de connaissance peut être rapide.

Deuxième cas : l'obstruction est partielle et la respiration reste possible. La victime crie ou peut répondre à vos questions, elle tousse vigoureusement et respire avec parfois un bruit surajouté.

Dans tous les cas, appelez les secours (Samu-Centre 15).

En cas d'obstruction totale, il faut :

— laisser la victime dans la position où elle se trouve, généralement debout ou assise ;

— désobstruer les voies aériennes en lui donnant cinq claques vigoureuses dans le dos. Pour cela, se placer sur le côté et légèrement en arrière de la victime et soutenir son thorax avec une main et la pencher suffisamment en avant pour que le corps étranger sorte de la bouche plutôt que de retourner dans les voies aériennes. Lui donner cinq claques vigoureuses : pour être efficaces, les claques dans le dos doivent être données entre les deux omoplates, avec le plat de la main ;

— arrêter les claques dans le dos dès que la désobstruction est obtenue. Le but des claques dans le dos est de provoquer un mouvement de toux, pour débloquer et expulser le corps étranger qui obstrue les voies aériennes ;

— en cas d'inefficacité des claques dans le dos, réaliser cinq compressions abdominales selon la célèbre méthode décrite par Heimlich :

- placez-vous derrière la victime, contre son dos (en fléchissant les genoux pour être à sa hauteur si la victime est assise), passez les bras sous les siens de part et d'autre de sa poitrine ;
- mettez votre poing au creux de l'estomac (partie supérieure de l'abdomen, au-dessus du nombril et en dessous du sternum) ;
- placez l'autre main sur votre poing et tirez vers vous et vers le haut vigoureusement. L'objectif est de faire remonter le diaphragme et de vider les poumons de leur contenu (effet de « piston »), ce qui expulse le corps étranger qui devrait se débloquer et sortir de la bouche de la victime ;
- répétez cette manœuvre jusqu'à cinq fois ;
- si le corps étranger n'est pas rejeté, vérifiez qu'il ne se trouve pas dans la bouche de la victime et retirez-le prudemment avec les doigts ;
- en cas d'inefficacité, réalisez à nouveau cinq claques vigoureuses dans le dos puis cinq compressions abdominales, et ainsi de suite ;
- arrêtez les manœuvres dès que la désobstruction est obtenue.

On juge de l'efficacité des manœuvres de désobstruction au rejet du corps étranger, à l'apparition de toux ou à la reprise de la respiration. L'avis médical est toujours nécessaire car cette procédure de sauvetage n'est pas anodine et peut provoquer des complications.

Si l'obstruction est partielle, en aucun cas, le secouriste ne doit pratiquer les techniques de désobstruction car elles risquent de mobiliser de manière intempestive le corps étranger. Au contraire de l'effet attendu, ces techniques peuvent provoquer une obstruction totale des voies aériennes et un arrêt de la respiration. C'est l'application de la fameuse formule d'Hippocrate : *Primum non nocere* (d'abord, ne pas nuire). Il faut alors :

— installer la victime dans la position où elle se sent le mieux, le plus souvent assise ;
— l'encourager à tousser pour expulser le corps étranger ;
— demander un avis médical (Samu-Centre 15) ;
— surveiller attentivement la respiration de la victime et si besoin pratiquer les manœuvres de désobstruction.

MES CONSEILS

— Ne parlez pas en mangeant, prenez le temps de déguster.
— Coupez votre viande en petits morceaux avant de la manger.
— Respectez les indications d'âge pour les jouets d'enfants (en évitant les pièces trop petites).
— Tenez les petits enfants éloignés des aliments susceptibles d'être pris et avalés tels que les cacahuètes.
— Soyez vigilants au moment des repas des personnes âgées ou présentant des troubles neurologiques ; la fausse route est la première cause de mortalité dans les maisons de retraite.

34

Déboucher le champagne en visant le plafond

Voilà de quoi gâcher les fêtes de fin d'année ou les anniversaires. Vous en êtes au stade des petits-fours, et l'arrivée de la boisson à bulles doit relancer l'ambiance du dîner. Celui qui ouvre la bouteille de champagne n'a aucune idée de l'arme qu'il tient dans les mains. Car la pression contenue dans la bouteille donne au bouchon une force incroyable. Si bien que, mal orienté, le bouchon peut aller jusqu'à vous rendre aveugle.

Chaque fin d'année, une étrange épidémie envahit les urgences, notamment ophtalmologiques. Le nom de cette « maladie » : contusion du globe oculaire survenue suite à un bouchon de champagne reçu dans l'œil.

La violence du choc et le mécanisme sont assimilables à ceux produits par des balles de petit diamètre (tennis, squash, club de golf, pistolet...).

L'écrasement du globe oculaire peut laisser des lésions irréversibles allant jusqu'à la cécité. Que les lésions soient visibles (rougeurs, plaie, hémorragie) ou pas, il est nécessaire de consulter un ophtalmologiste en urgence.

Dans l'intervalle, pour limiter la douleur et les dégâts, vous devez garder les deux yeux fermés, une compresse stérile posée sur chaque œil. Pourquoi les deux ? Parce que les yeux bougent par paire et si vous laissez l'œil sain découvert, il bougera naturellement, entraînant l'œil lésé dans sa course et risquant ainsi de majorer les lésions et la douleur. Le Samu-Centre 15 vous orientera vers un centre spécialisé. En fonction des lésions, une intervention chirurgicale est parfois nécessaire, notamment pour évacuer un hématome (hématocornée) ou tenter de réparer. Le pronostic de ces contusions est toujours réservé, et la récupération de l'acuité visuelle variable. Une cataracte post-traumatique (opacification du cristallin) peut par exemple survenir plusieurs mois ou années après le choc.

MES CONSEILS

— Toujours viser le plafond en ouvrant la bouteille de champagne.
— Ne jamais avoir le nez (et surtout les yeux) collé sur la bouteille quand on l'ouvre soi-même.
— Éviter de secouer la bouteille, ce qui accroît la pression. Ces conseils sont également valables avec tous les jouets à projectiles, pistolets et autres.
— Dans les sports de tir, et avec certaines balles (squash) ou encore en aéromodélisme (hélicoptères notamment), le port de lunettes est parfois recommandé.

35

Attention aux chiens (chats, chauves-souris...)

Le chien est le meilleur ami de l'homme, dit-on... jusqu'à preuve du contraire. Une caresse sur la tête d'un chien qui ne vous connaît pas peut très vite conduire à l'hôpital car tous les canidés n'apprécient pas ce geste, que certains considèrent même comme une agression.

Quand les crocs se plantent dans votre main, ils peuvent ne pas causer trop de dégâts, du moins en apparence, mais quand ils s'enfoncent, cela peut donner des plaies dites délabrantes. Dans tous les cas, l'urgence est de recueillir les informations dans le cadre d'une double enquête sur le mordeur, potentiellement porteur de maladie, et sur le mordu.

— Pour le mordeur, deux situations peuvent se présenter, et dans tous les cas, mieux vaut ne pas tuer le chien car une surveillance vétérinaire s'impose.

- Si le chien est connu, a-t-il un comportement inhabituel ? Si oui, cela peut orienter vers une possible contamination rabique. Demandez son statut vaccinal au propriétaire et exigez une consultation vétérinaire, avec production de deux certificats établis à 15 jours d'intervalle (surveillance vétérinaire systématique au troisième, septième et quinzième jour dans le cadre du risque rabique). Si au bout de 15 jours l'animal, correctement vacciné, n'a présenté aucun risque de contamination, il n'y a pas lieu d'effectuer une vaccination antirabique chez le mordu.

- Si le chien présente des signes suspects ou est inconnu et non retrouvable, une vaccination vous sera proposée par le Centre de vaccination antirabique en fonction des circonstances de la blessure, des lésions et de l'épidémiologie de la rage[1].

— Si l'animal est mort ou s'il est euthanasié, le cadavre est adressé à la Direction des services vétérinaires qui décide, s'il y a lieu, de l'envoyer – plus exactement d'envoyer sa tête car le diagnostic se fait sur l'encéphale –, pour diagnostic de la rage à un laboratoire agréé pour le diagnostic (Institut Pasteur à Paris).

Rappelons que la rage est mortelle à tous les coups, une fois que la maladie est déclarée.

En Europe, les chauves-souris hébergent aussi des virus rabiques, différents de ceux du chien ou du renard, et sont de plus en plus surveillées.

— Concernant le mordu et la morsure, les plaies délabrantes et/ou avec perte de substance sont sources de graves séquelles morphologiques ou esthétiques. Leur prise en charge chirurgicale ne se discute pas et les patients n'hésitent pas à consulter en urgence ;

1. www.pasteur.fr/fr/sante/centre-antirabique

un appel au SAMU-Centre 15 s'impose même pour une orientation vers le centre le plus adapté.

Méfiez-vous surtout des plaies d'aspect anodin aux conséquences redoutables si elles sont négligées. Dites punctiformes, elles sont extrêmement trompeuses et servent de porte d'entrée à un désastre sous la peau, profond et infecté par le croc : lésions tendineuses, musculaires, vasculaires mais aussi nerveuses. Pour l'urgentiste, une morsure est toujours à considérer comme une plaie profonde infectée. Car outre le risque lié à la rage, il faut vérifier celui lié au tétanos et la validité de la vaccination. Sérothérapie et vaccination sont prescrites dans le cas contraire.

Enfin, l'infection par les germes aérobies et anaérobies constamment présents sur les crocs de l'animal requiert des antibiotiques. Autre raison de consulter rapidement.

Ne vous étonnez pas non plus si le médecin décide de ne pas suturer la plaie. La blessure est souvent laissée à l'air libre pour éviter la prolifération de germes à l'intérieur.

Les chats causent aussi parfois des morsures même s'ils se contentent le plus souvent de griffer, laissant une plaie superficielle qu'il convient de nettoyer à l'eau et au savon, au besoin avec une compresse stérile. Dans tous les cas, vérifiez que votre vaccination antitétanique est à jour (carnet de santé). Si la plaie simple liée à la griffure rentre souvent dans l'ordre au bout de quelques jours, certaines complications méritent une attention particulière :

— surveillez le gonflement de la plaie, la douleur et la fièvre qui peuvent se déclarer dans les jours qui suivent, et vous amèneraient à consulter sans tarder un médecin ;

— si plusieurs semaines ou plusieurs mois après, des ganglions venaient à apparaître, accompagnés parfois de fièvre ou d'une conjonctivite, il faudrait alors rappeler la morsure à votre médecin. Des complications graves, heureusement exceptionnelles (atteintes oculaires, neurologiques, cardiaques...) peuvent aussi survenir. Diagnostiquer cette « maladie des griffes du chat » due à une bactérie est pour nous difficile si vous ne mentionnez pas « l'attaque » initiale. Le diagnostic repose sur une simple prise de sang (sérologie) et le traitement est à base d'antibiotiques.

MES CONSEILS

— Demandez toujours à son maître l'autorisation de caresser un chien ; une fois l'autorisation obtenue, approchez doucement, sans geste brusque et laissez l'animal vous sentir (dos de la main sur sa truffe), histoire de faire les présentations.
— Évitez de caresser un chien sur la tête, mais privilégiez le torse, le cou ou les flancs.
— Si c'est un enfant qui caresse l'animal, le visage de l'enfant ne doit pas être face à celui du chien, mais sur le côté.
— Mêmes conseils pour les chats ; n'approchez jamais votre visage et, en cas de griffure, pensez à la maladie des griffes du chat.

36

Fléchettes : ne soyez pas la cible !

La cible du jeu de fléchettes est souvent amovible et une porte semble un excellent endroit pour la positionner. Mais une porte s'ouvre et vous n'imaginez pas le danger que vous faites courir à la personne qui surgirait de la pièce d'à côté alors que vous avez lancé votre fléchette à pleine vitesse. Dans le mille et aux urgences !

Touchée à un œil, votre victime peut perdre la vue. Louis Braille – inventeur du système d'écriture tactile à points saillants (le braille) à l'usage des personnes aveugles ou malvoyantes –, s'étant blessé dans l'atelier de son père bourrelier a ainsi perdu l'autre œil par contamination.

Dans tous les cas, la plaie au visage est nécessairement grave à cause de la vitesse avec laquelle la fléchette pénètre dans la peau comme une aiguille, et du risque d'infection car elle n'est pas stérile. Je me souviens de cette petite fille arrivée aux urgences avec la fléchette encore plantée dans le front. Elle avait pénètré la peau et atteint l'os, où elle était restée fixée. Heureusement pour elle, le cerveau n'avait pas été touché. Ses parents avaient bien fait de l'amener aux urgences avec la fléchette encore en place : de manière générale, mieux vaut ne pas retirer un corps étranger (tournevis, couteau, ou tout objet contondant) planté dans le corps et laisser faire le médecin pour cette manipulation délicate. Un retrait intempestif pourrait provoquer une hémorragie et, surtout, empêcher le médecin de voir si l'objet a pénétré la table osseuse.

MES CONSEILS

— Assurez-vous que personne ne peut s'interposer entre vous et la cible, quand vous jouez.
— Dans tous les cas, il faut éviter de positionner la cible à côté d'un lieu de passage.
— N'accrochez pas la cible au dos de la porte sans que cette dernière soit verrouillée/fermée à clé.
— Si l'accident survient, venez aux urgences avec l'objet encore planté dans votre peau ou appelez les secours.

37

Ne posez jamais un objet lourd contre un mur

Les faits divers, aussi dramatiques qu'évitables, sont le lot quotidien de l'urgentiste : *La fillette jouait avec son frère de sept ans dans le couloir de l'appartement, à proximité d'une porte blindée de plus de 150 kilos simplement posée contre le mur en attente d'installation, lorsque celle-ci, pour une raison qui reste à déterminer, lui est brutalement tombée dessus.* (Rubrique fait-divers d'un quotidien.)

Panneau, porte, armoire, miroir ou tout autre objet encombrant paraît stable lorsqu'il est appuyé contre un mur, malheureusement, il peut glisser ou être heurté et blesser, voire tuer celui sur qui il tombe. Imaginez les conséquences sur un enfant : traumatisme crânien, cage thoracique enfoncée, compression abdominale, etc.

En cas d'accident, le premier réflexe est bien sûr de dégager rapidement la victime coincée dessous, en la bougeant le moins possible. Idéalement, l'objet est enlevé et la victime est laissée dans sa position, sauf s'il faut pratiquer des gestes d'urgence vitaux. Attention au suraccident avec l'encombrant qui rechuterait : des cales – ou des témoins pour vous aider – sont nécessaires.

MES CONSEILS

- Il est préférable d'entreposer ces objets hauts par terre et à plat ; ils n'iront pas plus bas et ne risquent pas d'écraser un enfant.
- Si vous les posez contre un mur, assurez-vous qu'ils ne soient pas dans un lieu de passage (couloir par exemple) et mettez des cales pour empêcher qu'ils ne glissent. Idéalement, les enfants ne devraient pas pouvoir accéder à la pièce de stockage fermée à clé. Vous pouvez aussi baliser la zone pour avertir de l'instabilité des objets. Inspirez-vous à la maison des usages en vigueur sur les chantiers, où « seules les personnes autorisées peuvent pénétrer » et avec un casque.
- Pensez toujours aux enfants qui ne se rendent pas compte du danger et se déplacent parfois rapidement et brusquement.
- Apprenez aux enfants le respect d'interdictions type panneaux de chantier en leur en expliquant les raisons.

38

Plus haut, plus dure sera la chute

Le bricolage est avec le jardinage le passe-temps préféré des Français. C'est aussi le meilleur moyen de se retrouver aux urgences, ou pire de faire venir les urgences – le SAMU-SMUR – à vous (quand une équipe médicalisée est envoyée sur place, c'est que la situation est souvent plus grave ou potentiellement plus grave).

Bricolage et jardinage sont parmi les principales causes d'accidents domestiques : 340 000 chaque année, dont les deux tiers se produisent dans le jardin. Il s'agit très souvent de chutes d'un escabeau ou d'une échelle. Les séquelles ne dépendent pas nécessairement de la hauteur, on peut se tuer ou être grièvement blessé en chutant d'un mètre de haut.

MES CONSEILS

— Soyez stable quel que soit le matériel utilisé : escabeaux, échelles simples, articulées ou télescopiques (les échelles articulées ou télescopiques mal verrouillées risquent de se replier et de vous déstabiliser).

— N'hésitez pas à vous attacher si le travail est périlleux ou en hauteur (> 3 mètres)

— Utilisez des stabilisateurs universels à quatre pieds, vendus dans le commerce, si vous devez effectuer les travaux seuls.

— Vérifiez que la surface du sol est solide, égale et non glissante (dispositifs antidérapants) ou qu'elle ne le deviendra pas (eau savonneuse du lavage de vitre qui savonne le sol en cours de travail !).

— Bricolez en couple : ainsi, une personne au sol est là pour s'assurer que l'échelle ne glissera pas ou ne s'enfoncera pas, voire basculera vers l'arrière.

— Faites toujours face à l'échelle pendant la montée et la descente.

— Transportez les outils à la ceinture ou dans un panier muni d'un câble de manutention (ce qui vous évitera de laisser par mégarde tomber un outil sur la personne qui vous aide).

39

J'ai avalé une guêpe !

La piqûre d'insecte n'est pas seulement une affaire de peau, elle peut avoir lieu à l'intérieur de l'organisme, si vous avalez par exemple une guêpe qui vous piquera dans le fond de la gorge.

Si vous rendez visite à un apiculteur, vous aurez naturellement tendance à fermer la bouche, ce que vous ne ferez pas forcément à table, ou sur une terrasse en été ; pris par la conversation avec vos voisins, il suffit que vous ne regardiez pas votre fourchette pour que vous avaliez un insecte, comme une guêpe. Ou cela peut arriver aussi si vous buvez la canette de soda décapsulée dans laquelle l'hyménoptère se sera engouffré.

Vous ressentirez alors une vive douleur dans la gorge qui provoquera un gonflement dangereux. Que vous soyez allergique ou pas, l'envenimation engendrera en effet un œdème qui obstruera les voies aériennes.

Tant que vous pouvez parler, le bon réflexe est d'appeler le 15 au plus vite et, pour retarder l'apparition des signes, de sucer des glaçons. Le froid ralentit en effet l'afflux sanguin et donc l'inflammation locale. Il faut ensuite espérer que l'œdème ne sera pas trop important et laissera un passage d'air. Les secours disposent quant à eux de moyens pharmacologiques pour vous faire dégonfler ; au pire, un tuyau (intubation) vous aidera à respirer.

Dans le même genre de mésaventures, ne pas regarder ce que l'on avale peut conduire à ingurgiter des morceaux de verre, bouts de plastique en tous genres ou encore fève de l'Épiphanie ou décorations de bûches de Noël. Les conséquences sont le plus souvent bénignes puisque ces objets descendent dans le tube digestif et ressortent le lendemain (au mieux). Seuls des objets contondants ou qui se coinceraient obligent à une intervention médicale, voire chirurgicale.

MES CONSEILS

— Regardez toujours ce que vous portez à la bouche.
— Ne laissez jamais une canette ouverte car un insecte peut s'y glisser.
— Si vous avalez l'insecte sans qu'il vous pique au fond de la gorge (pas de douleur), félicitations, vous n'avez plus qu'à attendre qu'il ressorte par les voies naturelles. Attention cependant, si vous êtes allergique, mieux vaut consulter.
— Pas d'affolement si vous avalez un petit objet ; inquiétez-vous seulement en cas de douleurs abdominales, d'arrêt des matières et des gaz (autrement dit plus de selles, plus de pets) ou encore de sang dans les selles.

40

Halte aux échardes

Vous connaissez les échardes, ces petits fragments pointus de bois ou de toute autre matière qui pénètrent par accident sous la peau ou sous un ongle. Elles peuvent être à l'origine d'une rougeur locale, d'une douleur, voire d'une infection.

Pour les pieds, le bois des parquets massifs est redoutable. J'en ai eu la preuve avec une écharde de taille importante que j'ai eue à traiter car elle s'était engouffrée tout le long de la voûte plantaire, et avait embroché au passage un vaisseau sanguin. Malgré la douleur, le jeune homme – qui avait eu l'imprudence de marcher pieds nus – avait bien tenté de l'enlever à la pince à épiler, mais le bois s'était cassé et l'écharde était devenue inatteignable sans une petite chirurgie.

Brisé en petits morceaux acérés devenus de véritables aiguilles, le bois constitue l'essentiel des échardes. Le morceau va s'enfoncer dans le sens de la longueur, et peut parfois même ressortir de part et d'autre de votre peau ! Même chose pour d'autres matériaux comme la limaille de fer, des éclats de verre, des épines de rosiers ou d'oursins, dans le pied ou dans la main.

L'écharde doit être retirée rapidement pour éviter qu'elle ne s'enkyste ou ne provoque une infection. Après avoir nettoyé la plaie, la tremper quelques minutes dans un bain d'eau savonneuse chaude qui ramollira la peau et facilitera l'extraction, puis vous désinfecterez avec un antiseptique – sans appuyer. Une pince à écharde ou à épiler, préalablement désinfectée à l'alcool ou chauffée, vous permettra peut-être de retirer l'écharde (prenez une loupe et soyez minutieux pour ne pas la casser en deux, retirez-la dans la direction où elle est entrée sous la peau). Redésinfectez la peau après extraction.

Si vous n'arrivez pas à la retirer, si elle est trop profondément enchâssée ou encore dès les premiers signes d'infection (rougeur, douleur, chaleur), consultez un médecin. On voit parfois débarquer aux urgences des victimes d'échardes que l'on doit anesthésier avant de sortir pince et bistouri pour en venir à bout.

MES CONSEILS

— Attention aux endroits où vous mettez les mains, en particulier dehors : portez des gants quand vous jardinez.
— Portez-en aussi quand vous manipulez du bois (meubles, planches...) ; ils vous éviteront bien des traumatismes ou plaies.
— Ne marchez pas pieds nus à l'extérieur ou sur un vieux parquet.

- À la mer, mettez des sandalettes en plastique pour vous baigner, s'il y a des oursins.
- Enfin, rappelons que, quelle que soit la blessure, la vaccination antitétanique doit être à jour.

41

Superglue : et hop !

Il est surprenant de constater que le même composant chimique peut conduire aux urgences ou bien y être utilisé ! C'est le cas des cyanoacrylates qui entrent à la fois dans la composition des colles instantanées extrafortes et dans celles des colles de suture pour les plaies, particulièrement prisées en pédiatrie (ça évite les points !).

Plus connues sous le nom de superglue, ces colles ultrapuissantes assemblent en quelques secondes deux matériaux. Cette rapidité induit un mauvais usage si on n'est pas prévenu, notamment chez les enfants, grands amateurs de ce genre d'article et pas forcément conscients de la puissance du produit.

Si la colle finit sur votre peau (si vous avez deux doigts collés par exemple), le meilleur moyen de l'enlever est d'utiliser de l'acétone (que l'on trouve par exemple dans les dissolvants pour vernis à ongles) que vous appliquez sur les zones touchées. À défaut d'acétone, trempez la zone atteinte dans de l'eau chaude avec du savon ; la colle devrait se désintégrer peu à peu. Vous pouvez également abraser avec du papier de toile émeri ou encore le côté vert d'une éponge double face. Et soyez patients. Dans tous les cas, le renouvellement cellulaire (la peau qui se régénère) fait tomber la colle naturellement au bout de quelques jours.

Surtout, si les doigts sont collés, ne tentez pas de les séparer avec une lame de cutter ou de rasoir, vous risqueriez de vous blesser.

En cas de projection dans les yeux ou dans la bouche (muqueuses), rincez immédiatement à l'eau chaude (pas d'acétone) et consultez en urgence. Le SAMU-Centre 15 peut vous conseiller et vous orienter vers un centre spécialisé. Et bien sûr n'avalez jamais les morceaux de colle !

MES CONSEILS

— Ce type de colle doit être mis hors de portée des enfants et ils ne peuvent l'utiliser que sous votre surveillance.
— Lisez la notice et préparez, avant l'ouverture du tube, les surfaces à coller.
— Prenez des gants pour effectuer le collage ; le plastique sera collé, pas vos doigts.
— Manipulez le tube avec prudence, loin de vos yeux et de votre bouche.
— Utilisez ce produit, comme les autres produits chimiques, dans une atmosphère ventilée (fenêtre ouverte...) ; cela vous évitera l'inhalation de vapeurs toxiques ou irritantes (notamment si vous êtes asthmatique ou présentez une maladie respiratoire).
— Attention, coton et laine sont à écarter de certains cyanoacrylates car il existe un risque inflammable.

42

Il ne faut pas toujours briser la glace

En hiver, par grand froid, on peut être tenté de marcher, de faire de la luge, du patin ou même de la motoneige sur les surfaces glacées des lacs et rivières.

Ceux qui ont vu le magnifique film de Jacques Audiard *De rouille et d'os* hésiteront peut-être, marqués par la terrible scène où le petit garçon passe à travers la glace et où son père le voit sous la couche transparente qu'il ne parvient pas à casser pour sauver son enfant.

Tomber dans un lac gelé provoque un arrêt cardiaque par hypothermie et une longue réanimation – dans le meilleur des cas – est nécessaire. Il faut savoir que l'épaisseur minimale pour pouvoir marcher ou skier en toute sécurité est de 10 centimètres et qu'en dessous de 7 centimètres, mieux vaut ne pas approcher. Autant dire que cette épaisseur est rarement atteinte sous nos latitudes.

Si vous êtes victime de cet accident, essayez de garder votre calme et de sortir de l'eau le plus vite possible. Concentrez vos efforts pour garder la tête hors de l'eau, et évitez d'haleter. Faites des mouvements de pieds vigoureux afin de prendre une position horizontale et nagez jusqu'à la glace non brisée. Pour vous hisser hors de l'eau, utilisez tout objet pointu (clés, stylos...) ou mettez les mains et les bras sur la glace non brisée et rampez en donnant de puissants coups de pied pour vous propulser sur la glace. Restez à plat jusqu'à la rive et appelez les secours car le risque d'hypothermie est réel. Enlevez vos vêtements mouillés au profit de vêtements secs. Si vous n'en n'avez pas (et pas de possibilité de faire un feu...), tordez les vêtements mouillés et remettez-les, tout en continuant à bouger (modérément pour ne pas vous épuiser) afin de créer de la chaleur.

Si vous n'arrivez pas à vous extraire, restez aussi immobile que possible en attendant les secours ; serrez vos bras contre votre poitrine et jambes serrées (pour minimiser la perte de chaleur), essayez de sortir au maximum votre corps de l'eau et réduisez la circulation d'eau froide dans vos vêtements en serrant par exemple les cordons de votre doudoune.

Enfin, si vous êtes témoin de l'accident, alertez les secours et ne vous aventurez jamais sur la glace.

Pour réchauffer une victime en hypothermie, évitez tout mouvement brusque (pas de frottement par exemple), emmenez-la dans un endroit sec et à l'abri du froid et réchauffez-la en lui donnant des boissons tièdes et en l'enveloppant dans des couvertures chaudes (vêtements mouillés à retirer).

MES CONSEILS

— Tenez-vous-en aux surfaces glacées aménagées et entretenues.
— Attention aux conditions météorologiques et prenez en compte l'état de l'eau sous-jacente (profondeur, courants...) qui modifie l'épaisseur de la glace.
— La glace bleu pâle est la plus solide ; la glace grise est dangereuse.
— Ne vous aventurez pas seul sur la glace.
— Prévenez toujours de votre destination et de l'heure de retour quand vous partez vous promener dans le froid.
— Ayez des vêtements adaptés à votre activité (motoneige par exemple) ; au mieux il existe des combinaisons de flottaison.

43

Cric et crac

Ne s'improvise pas mécanicien automobile qui veut. Les professionnels ont d'ailleurs un matériel parfaitement adapté avec pont élévateur ou une fosse pour accéder au-dessous des véhicules. Ce n'est pas le cas du mécanicien du dimanche, qui risque un accident terrible et idiot : mourir écrasé par son véhicule – à l'arrêt.

Si le sol est en pente, si le sol n'est pas régulier, si la voiture en se soulevant s'est déplacée de 3 centimètres. Autant de raisons qui font céder le cric.

Hormis pour changer une roue, un cric de levage hydraulique, aussi performant, beau et cher soit-il, doit toujours être utilisé en association avec une chandelle ou une cale qui permet au véhicule de reposer en toute sécurité. Cela évite ainsi tout risque de chute dû à un mauvais positionnement ou un défaut quelconque. Imaginez le poids d'un véhicule qui vous écrase : vous n'auriez aucune chance !

MES CONSEILS

— N'utilisez le cric de secours fourni avec votre véhicule qu'en cas d'urgence (crevaison) et ne vous introduisez jamais sous le véhicule le cas échéant.
— Placez correctement le cric sur l'emplacement de levage approprié sur le véhicule (regardez pour cela dans le manuel d'utilisation de votre voiture).
— Vérifiez la bonne position en levant le véhicule.
— Choisissez toujours une surface plane telle qu'une allée de garage (évitez les sols en terre ou gravier), actionnez le frein à main et laissez une vitesse.
— Attention aussi quand vous redescendez le véhicule.
— Si vous ne savez pas faire, il n'y a pas de honte. Mieux vaut attendre de l'aide ou débourser quelques euros plutôt que de mourir écrasé par sa voiture.

44

« Ne te baigne pas après manger », disait mémé !

C'est un accident malheureusement classique : mort après un repas en se baignant dans sa piscine ou à la plage. Nos grands-mères connaissaient déjà ce phénomène que les médecins appellent hydrocution ou choc thermique. Le corps, en plongeant dans l'eau froide, après s'être réchauffé après un repas, subit une différence de températures qui aboutit à un choc parfois mortel.

Quand on sort de table, la température du corps augmente en raison de ce qu'on appelle la « thermogenèse postprandiale ». Ce phénomène est physiologique et dépend du type d'aliment consommé. Il peut durer de trois à six heures après le repas. La température du corps (et donc la différence avec l'eau) augmente bien sûr en cas d'exposition solaire. Plus on mange de protéines au repas, plus la thermogenèse est importante.

Les conséquences peuvent aller du malaise à la perte de connaissance et même à l'arrêt de la respiration, voire à l'arrêt cardiaque. Certains signes avant-coureurs doivent vous alerter et vous conduire à sortir ou faire sortir de l'eau immédiatement : frissons, claquements de dents, crampes, malaise…

En cas d'arrêt cardiaque, il faut pratiquer une réanimation cardio-pulmonaire (massage cardiaque) et appeler les secours. En cas de malaise, réchauffer la victime et surveiller les fonctions vitales (conscience, respiration, circulation). En cas d'absence d'amélioration, alertez les secours.

MES CONSEILS

— Respectez la consigne ancestrale : attendez un moment après le repas avant de plonger dans l'eau, et ne vous exposez pas aux heures les plus chaudes (ça vous évitera aussi les coups de soleil et autres insolations).

— Entrez dans l'eau progressivement en vous mouillant le visage et la nuque.

— Attention particulièrement aux eaux très froides, aux bains de soleil prolongés, aux efforts sportifs intenses ou encore à la consommation d'alcool et aux repas très copieux.

45

Disjonctez

Comment chercher à gagner quelques secondes mène à en perdre beaucoup plus… Qui n'a pas un jour dévissé une ampoule sans débrancher la prise d'alimentation, sans éteindre l'interrupteur ou disjoncter au compteur pour les plafonniers ? Changer une ampoule – probablement l'occasion la plus fréquente de manipuler l'électricité – paraît anodin : pourtant, le risque est réel. Certes, l'ampoule est isolée dans sa partie en verre (appelée globe ou bulbe) mais il est fréquent que l'on mette ses doigts ailleurs, notamment au niveau des zones non isolées de la lampe. Il suffit en effet que la nouvelle ampoule n'éclaire pas pour que le réflexe soit de « regarder » ce qui se passe, ce qui se fait rarement avec les yeux. Le doigt se retrouve au contact du courant, et c'est l'accident d'électrisation.

Petit point de vocabulaire déjà évoqué : l'électrisation désigne l'ensemble des manifestations liées à l'action du courant électrique sur le corps humain, alors que le terme d'électrocution – couramment mais faussement employé – correspond à un décès par électrisation. On s'électrise avant de s'électrocuter.

Le passage du courant électrique dans l'organisme se fait entre un ou plusieurs points d'entrée et de sortie appelés « marques électriques de Jellineck ». Le point d'entrée est souvent situé sur un membre supérieur, en contact avec le conducteur électrique et le point de sortie est en contact avec le sol. Ces zones d'entrée et de sortie sont caractérisées par des brûlures profondes et bien limitées, sur une faible surface cutanée. Entre les deux, le courant électrique passe dans l'organisme en générant des lésions au niveau cardiaque, neurologique et musculaire, et des brûlures sur le trajet du courant, notamment au niveau des muscles qu'il détruit. Le danger réside également dans l'évolution des lésions : initialement, il peut n'exister que peu ou pas de symptômes mais dans un second temps on va découvrir des lésions sous-jacentes inapparentes qui se révèlent gravissimes. Un appel des secours et une surveillance sont toujours de mise après électrisation. On distingue donc les conséquences immédiates de l'accident d'électrisation avec par gravité croissante la secousse musculaire simple, une tétanisation musculaire avec ou sans perte de connaissance, puis l'arrêt cardiorespiratoire et les conséquences secondaires (troubles cardiaques, brûlures).

Les premiers témoins de l'accident doivent déjà se protéger et ne pas toucher la victime si elle est encore au contact du courant. Disjoncter, débrancher le câble sans le toucher directement (utiliser un isolant comme un manche à balai en bois, une pince en plastique, un coussin, un gant épais…) ou couper la lumière à l'interrupteur sont les premiers réflexes à avoir pour ne pas se mettre soi-même en danger.

L'alerte au SAMU-Centre 15 constitue la deuxième étape : vous devez préciser le type d'accident électrique (basse ou haute tension), l'état des fonctions vitales (conscience, respiration, pouls) et décrire, si elles existent, les lésions de brûlures électriques et/ou thermiques. Dans l'attente des secours, rassurez et surveillez les patients conscients, mettez en position latérale de sécurité les patients inconscients et débutez les manœuvres de réanimation cardiopulmonaire en cas d'arrêt cardiaque (mort apparente).

MES CONSEILS

- Le plus simple est toujours de couper le courant au disjoncteur en cas de manipulation d'éléments électriques.
- Ne mettez jamais les doigts dans une prise et utilisez des protège-prises pour les enfants.
- Faites réviser votre installation électrique ; limitez l'utilisation des multiprises et rallonges (et dans tous les cas privilégiez des raccordements aux normes européennes).
- N'utilisez pas d'appareils les mains mouillées.
- Ne débranchez pas un appareil en tirant sur la prise/câble.
- N'utilisez jamais d'outils électriques pieds nus à l'extérieur.
- Choisissez un support fiable pour grimper quand vous vous occupez d'électricité (ça évitera les chutes : c'est d'ailleurs valable tout le temps !)
- Remplacez par une ampoule de même caractéristique (même voltage, et en tout cas jamais supérieur).
- Électricien, c'est un métier...

46

Allumez le feu !

Le barbecue est un moment de fête et doit le rester. Ce serait dommage de finir aux urgences ou dans un service pour grands brûlés.

Le risque associé au barbecue n'est pas uniquement celui des flammes : les braises ou le contact direct avec l'appareil sont également sources de mésaventures. Imaginez un enfant qui se cogne contre le barbecue, ou un barbecue qui se renverse…

La première cause d'accident reste cependant la mauvaise préparation du barbecue et son allumage réalisé de manière dangereuse. Manque de stabilité de l'appareil, utilisation d'essence, de pétrole ou encore de méthanol pour le mettre en route sont autant d'erreurs à ne pas commettre : combinées à un feu ouvert, elles peuvent donner lieu à un jet de flamme redoutable ou à une explosion qui occasionnent de graves brûlures et enflamment vos vêtements.

En cas de brûlure, refroidir est le bon réflexe en passant sous l'eau (voir Les corps gras sur les brûlures, p. 224). Si les vêtements brûlent, surtout ne pas courir, roulez-vous par terre. Si vous êtes témoin, plaquez la victime au sol dans une couverture qui étouffera le feu, puis alertez les secours.

Les réflexes sont les mêmes quand le barbecue se renverse et brûle un enfant : il faut immédiatement éloigner la source de chaleur et refroidir les blessures. Attention aussi aux cendres : des morceaux de braise chaude peuvent encore être présents (sans que leur chaleur d'ailleurs soit perceptible), parfois plus de vingt-quatre heures après utilisation, et provoquer un incendie. Manipulez-les avec précaution et jetez-les dans un contenant non combustible.

MES CONSEILS

— Une bonne installation est gage d'une totale sécurité :
- choisissez une surface plane et stable comme support, jamais de table de jardin ;
- installez le barbecue à l'abri du vent et loin de matériaux inflammables (tente de camping, nappe, parasols, buissons...) ;

— Pour l'allumage des barbecues à charbon de bois :
- n'utilisez jamais de méthanol, d'essence, ou de pétrole ;
- limitez la quantité des produits destinés à faciliter l'allumage. Si vous utilisez des briquettes d'allumage, n'y ajoutez jamais de combustible après le premier allumage ;
- utilisez une grande allumette et utilisez un soufflet ou un éventail.

— Les accessoires garantissent également votre sécurité :

- portez un tablier en toile (jamais en synthétique) et des gants ;
- piques à brochettes à poignée en bois (sinon gare aux brûlures si piques tout métal).

— Enfin, ne déplacez jamais un barbecue qui brûle ou est encore chaud et éloignez enfants et animaux domestiques.

47

Du soleil plein les yeux

Ce serait dommage de gâcher vos vacances aux sports d'hiver par un problème aux yeux alors qu'un moyen simple de prévention existe : les lunettes de soleil. Il ne faut jamais s'en séparer, même par temps couvert car les UV pénètrent facilement le filtre des nuages.

Si vous prenez le risque de passer toute la journée sur les pistes sans lunettes – pour ne pas laisser de marques de bronzage –, vous attraperez un coup de soleil sur les yeux ou « ophtalmie des neiges ». Les rayons UV sont en effet fortement réfléchis sur la surface neigeuse (on parle d'albédo) et érodent la cornée qui protège l'œil. Les symptômes surviennent plusieurs heures après l'exposition au soleil et souvent la nuit au retour d'un week-end.

Cela commence par une douleur et un début brutal, puis se poursuit par un larmoiement, une photophobie (gêne à la lumière) et un blépharospasme (contractions involontaires des muscles des paupières). Vous aurez la sensation d'avoir un corps étranger ou du sable dans les yeux.

Même si la guérison survient sans séquelles en quarante-huit heures environ, il faudra faire des pansements oculaires et appliquer des collyres antiseptiques. Mettez donc vos yeux au repos avec des compresses qui les protègent de la lumière (que vous baisserez par la même occasion) et demandez conseil à votre pharmacien. Une consultation en urgence ne s'impose pas.

Le même phénomène se produit aussi à la plage avec l'eau et le sable, si vous ne portez pas de lunettes teintées de qualité protégeant des UV.

MES CONSEILS

- Le port de lunettes teintées d'indice 3, voire 4 pour la haute montagne (l'indice 4 est interdit pour la conduite automobile) est impératif, et même par temps couvert.
- Les masques de soleil offrent une meilleure protection latérale.
- Attention à la qualité des verres qui doivent résister aux chocs pour ne pas se briser : demandez conseil à votre opticien.

48

Le coup d'arc

Professionnel ou bricoleur du dimanche, vos yeux sont précieux et ne méritent pas d'être abîmés par une soudure. Un arc de soudage émet en effet un rayonnement au spectre étendu avec des ultraviolets (UV), de la lumière visible et des infrarouges qui peuvent atteindre les différentes parties de l'œil. Certains rayons UV endommagent par exemple la surface et la membrane de l'œil : la conjonctive.

Cette conjonctivite, appelée communément « coup d'arc », provoque une douleur, une rougeur avec larmoiement et la sensation d'avoir du sable dans les yeux. Vous devenez hypersensible à la lumière. Ces symptômes surviennent parfois plusieurs heures après l'activité. Ils sont d'autant plus graves que la durée d'exposition à l'arc électrique est importante, mais quelques secondes d'exposition à un rayonnement UV intense peuvent suffire. Comme l'ophtalmie des neiges, le coup d'arc guérit en quarante-huit heures avec une pommade cicatrisante et antiseptique. Il faut impérativement mettre l'œil au repos (avec un pansement occlusif, au moins sur l'œil le plus douloureux) et éventuellement prendre des antidouleurs par voie générale (paracétamol) pour calmer.

MES CONSEILS

- Les lunettes ne suffisent pas et il faut prévoir le port d'un écran facial qui protège tout le visage, muni d'un filtre approprié aux travaux à exécuter. Plusieurs types de protection existent : écrans de soudure à main (le soudeur n'a qu'une seule main libre !) pour les observateurs ou des travaux occasionnels de très courte durée, casques de soudeurs rabattables et modèles professionnels avec verre électro-optique qui s'obscurcit automatiquement.
- Des lunettes avec un verre adéquat sont indispensables pour la soudure au chalumeau.
- Attention, les yeux ne sont pas les seuls vulnérables. Un équipement de protection individuelle peut être nécessaire en fonction de la tâche à accomplir : gants en cuir avec manchettes, chaussures de sécurité et guêtres, vêtements de travail (ensemble pantalon, veste, cagoule) en coton ignifugé ou textile technique ininflammable, voire protection antibruit.

49

Et plouf !

Trop souvent, les piscines de maisons de vacances en été sont synonymes de noyades. Chaque année, l'Institut de veille sanitaire (InVS) recense, pour la période juin-juillet, plus de 400 noyades accidentelles (ce qui fait une moyenne de trois décès par jour). Parmi ces cas, 47 % ont eu lieu en mer, 15 % en piscine (tous types confondus), 11 % en plan d'eau, 22 % en cours d'eau et 5 % dans d'autres lieux (baignoires, bassin).

Mais la piscine, municipale ou privée, est source de nombreux autres accidents facilement évitables. La règle d'or, affichée dans toutes les (bonnes) piscines, est de ne pas courir sur le sol carrelé. Sol mouillé, pieds nus et vitesse excessive, c'est le cocktail pour la chute assurée. Ses conséquences peuvent être douloureuses : de la simple contusion (un mauvais coup) à la fracture. Aucun vêtement ne sera là pour protéger votre chute et les coudes et poignets, dégainés pour amortir le choc, sont les plus vulnérables.

En cas de déformation, d'impossibilité de bouger ou encore de douleur à la palpation d'un relief osseux, il n'y aura pas d'autre choix que de réaliser une radiographie pour diagnostiquer une fracture probable. En attendant, vous pouvez prendre du paracétamol contre la douleur avec un peu d'eau et mettre votre membre (supérieur) dans une écharpe nouée autour du cou pour le soulager. Dans l'éventualité où vous aurez à subir une intervention chirurgicale, restez à jeun en vue de l'anesthésie.

Plus grave car responsable de fractures et/ou de traumatismes crâniens importants, plonger dans une eau pas assez profonde et heurter le fond tête la première est un accident qui peut paraître stupide mais qui est arrivé plus d'une fois. Fabien Marsaud est devenu Grand Corps Malade dans ces circonstances, car ses vertèbres cervicales ont été déplacées par le choc. Le mouvement d'hyperflexion ou de compression du cou peut causer une entorse (étirement), une luxation (rotation), voire une fracture des vertèbres cervicales. La moelle épinière par laquelle passent toutes les connexions nerveuses est alors susceptible d'être lésée. Plus elle est atteinte haut et plus la paralysie est totale. S'ensuit une tétraplégie (quatre membres paralysés), ou une paraplégie (membres inférieurs paralysés). Dans les cas les plus graves, la moelle est sectionnée, ce qui paralyse les centres respiratoires et « tue sur le coup », comme l'écrivent les journalistes des rubriques faits-divers. Si ce n'est qu'une paralysie partielle, il est possible de remarcher au bout d'une longue rééducation, avec des séquelles plus ou moins importantes.

MES CONSEILS

— Ne courez jamais sur les bords d'une piscine ; ce conseil est d'ailleurs valable chaque fois que le sol est mouillé (escaliers à la montée comme à la descente, carrelages en cours de nettoyage...). Apprenez cette règle aux enfants.

— Vérifiez (et pas seulement visuellement) la profondeur d'eau avant de sauter tête la première, plonger ou chahuter. Vérifiez également l'absence d'obstacle (rocher...), qui pourrait vous blesser.

— Et bien sûr, règle essentielle pour éviter la noyade, notamment des enfants : ne jamais les quitter du regard, leur apprendre à nager et équiper les piscines de systèmes d'alarme (jamais infaillibles cependant).

50

Mode d'emploi du sauna

La cabine du sauna n'est pas un endroit pour faire une sieste. Y rester trop longtemps expose en effet à des complications qui annihileraient tous les bienfaits de ce bain de vapeur sèche (contrairement au hammam ou au bain turc qui est un bain de vapeur humide), pratique millénaire d'origine finlandaise.

Une séance de sauna se déroule en plusieurs étapes, qu'il faut bien respecter pour en accroître les bénéfices et en diminuer les risques :

— se doucher avant d'entrer, pour l'hygiène et afin de favoriser la vasodilatation des capillaires cutanés ;
— rester dans la cabine huit à quinze minutes ;
— reprendre une douche fraîche avant de se sécher ,
— se détendre et recommencer deux ou trois fois au total.

L'alternance chaud/froid provoque un choc thermique bien supporté quand les séances sont courtes, et en l'absence de contre-indication. En revanche, en cas d'hypertension artérielle, de troubles cardiaques ou difficultés circulatoires ou d'infection respiratoire aiguë, le choc thermique peut être mal supporté. Il en est de même si la présence dans la cabine s'éternise : sudation excessive avec déshydratation, vasodilatation massive et malaise au lever, voire brûlures sont à redouter.

En cas de sensation de malaise, il convient de sortir immédiatement après avoir pris soin de ne pas se lever brutalement (risques de chute de tension au lever). L'air frais et le repos, éventuellement jambes surélevées, devraient améliorer les symptômes. S'ils persistent ou s'accompagnent d'autres signes (douleur dans la poitrine, perte de connaissance…), appelez le SAMU-Centre 15.

MES CONSEILS

— Si votre état de santé est précaire (maladie chronique notamment), demandez conseil à votre médecin avant de pratiquer des séances de sauna.
— Limitez le temps des séances (quinze minutes maximum), ne faites que deux cycles et évitez le bain froid après la séance.
— Attendez la fin de la digestion avant de vous y rendre.
— Le sauna est déconseillé aux femmes enceintes.
— Dans tous les cas, évitez de boire de l'alcool ou de consommer des stupéfiants ou des médicaments psychotropes.
— Buvez de l'eau entre chaque entrée et sortie en cabine.

51

Ne partez pas faire du sport le ventre vide ou trop plein !

À l'éternelle question des sportifs amateurs (Est-il préférable de faire du sport l'estomac vide ou plein ?), je ferai une réponse de Normand : il est préférable de manger raisonnablement avant une activité sportive. Courir l'estomac plein peut occasionner des points de côté et des crampes mais courir ou faire du sport le ventre vide expose à la fringale ou à l'hypoglycémie. Coups de barre, malaise peuvent venir interrompre l'effort.

Oubliez la légende urbaine de la torsion d'estomac ou volvulus : il s'agit d'une urgence vétérinaire uniquement qui intervient après un repas volumineux et peut être fatale à votre chien. Ne le faites pas courir ou s'agiter avant ou après les repas. Cela n'existe pas chez l'homme.

Vous courez le matin ? Mangez la veille des sucres lents (pâtes, riz, féculents) afin de reconstituer les réserves musculaires et assurer une énergie suffisante pour l'activité matinale, et petit-déjeunez léger en glucides (yaourt avec des céréales). Ne partez pas au saut du lit et prévoyez au moins une demi-heure pour laisser le temps à votre organisme de se réveiller. Hydratez-vous au réveil et au moins dix minutes avant l'effort pour réveiller votre métabolisme. Attention au café qui peut engendrer des maux d'estomac et de la diarrhée. Si vous êtes plutôt de l'après-midi ou du soir, comptez deux à trois heures entre le moment où vous prenez un repas complet et le moment où vous faites votre séance sportive.

Après le sport, prenez un repas sain et équilibré et réhydratez-vous avec de l'eau.

MES CONSEILS

— Échauffez-vous toujours pour réveiller les muscles engourdis ; ne commencez pas par un sprint !
— Avant de reprendre une activité physique, demandez conseil à votre médecin. Après quarante ans, un bilan de santé peut être nécessaire (électrocardiogramme).

52

Sea, seringues and sun

Il peut arriver le même type de mésaventures à des mains nues plongeant dans une poubelle qu'à des pieds nus marchant sur une plage : vous pouvez vous piquer ou vous blesser avec un objet non visible. Eh oui, comme nos plages sont parfois des poubelles, les risques sont identiques.

Le sable peut en effet recéler de multiples dangers auxquels on s'attend moins qu'aux oursins, par exemple, à la plage : bouts de verre, seringues abandonnées sont susceptibles de blesser et de transmettre des maladies contagieuses, même si peu de virus survivent plus de quelques heures à l'air libre, encore moins au soleil. Évitez de vous gâcher les vacances en portant au minimum des tongs. Pour les enfants, rien de mieux que les chaussures en plastique, pas toujours très esthétiques mais toujours très pratiques.

Par ailleurs, si vous êtes obligé de fouiller dans une poubelle, parce que vous avez perdu quelque chose d'important, le mieux est de ne pas y plonger la main mais de la vider sur le sol. Prenez des gants qui vous protégeront des blessures d'objets contondants et éventuellement de seringues jetées malencontreusement.

Que faire si vous êtes blessé ? Le risque de contamination virale est jugé nul pour le virus du Sida, mais rendez-vous quand même aux urgences pour évaluer celui d'autres agents infectieux, type tétanos et hépatites notamment. Vous pouvez précautionneusement rapporter la seringue à l'hôpital, non pour qu'elle y soit analysée, mais pour qu'elle y soit jetée en toute sécurité. et éviter que d'autres ne se blessent.

MES CONSEILS

- Ne jetez pas de verre à terre, mettez-le dans une poubelle adéquate : de même si vous en trouvez.
- Une seringue doit être ramenée dans des points de collecte disposant de containers (pharmacies ou laboratoires de biologie).
- Rappelons que les patients qui se piquent quotidiennement, comme les diabétiques avec l'insuline par exemple, doivent en tant que producteurs de déchets de soins, les trier et les jeter dans des collecteurs spécifiques, appelés aussi « boîtes jaunes ».
- Ne fouillez pas les poubelles sans protection pour les mains et portez des chaussures.

53

Ne détournez pas les outils de leur destination première

Un couteau sert à couper ; un tournevis à visser/dévisser et un ouvre-boîte à ouvrir une boîte de conserve. Respecter simplement ce bon sens éviterait bon nombre de blessures, coupures et autres entailles de la main. Nous connaissons tous les dangers d'utilisation des couteaux. Cela ne les empêche pas d'être à l'origine du plus grand nombre d'accidents invalidants, dépassant tous les autres types d'outils à main : 60 % des coupures sont consécutives à un dérapage du couteau sur l'objet à couper.

Un couteau ne sert pas à tout, notamment pas à ouvrir une boîte de conserve, ou à faire levier : il risque de riper et la lame d'atterrir dans votre main. Il ne remplace pas non plus un tournevis : en plus de vous blesser, vous pouvez abîmer la lame.

Si l'accident survient, appuyez sur l'hémorragie (voir Quand essuyer la vaisselle conduit à SOS mains, p. 27) et consultez un médecin car les plaies de la main sont toujours complexes.

MES CONSEILS

— N'appliquez pas une pression trop forte lorsque vous coupez.
— Utilisez un couteau en parfait état (un manche, une lame ou un système de verrouillage cassé sont extrêmement dangereux) et aiguisé ; les couteaux émoussés par exemple peuvent causer des blessures, car la pression à exercer pour couper devant être plus grande, le couteau a plus de chances de glisser.
— Coupez toujours dans le sens opposé à votre corps (votre geste doit donc éloigner la lame de vous) et si vous devez couper près de votre corps et effectuer une opération qui présente des risques, portez un équipement de protection individuel adapté (tablier de cuir ou maille).
— Le port de gants en mailles est recommandé pour ces mêmes opérations.
— Ne laissez jamais un couteau non protégé sur une table ou un établi et a fortiori à portée des enfants.
— Rangez toujours un couteau avec la lame dirigée vers le bas ou protégez-le et transportez-le dans son étui.
— Et attention à vos doigts quand vous refermez la lame pliable : ne les laissez pas dessous, même pour un Opinel à bouts ronds.

54

Ne croquez que la vie à pleines dents

Même si vous êtes affamé, ne croquez jamais violemment dans la nourriture, vous risquez de vous casser une dent. Un Dijonnais l'a appris à ses dépens en croquant dans une andouillette qu'il venait de cuisiner au barbecue : il y a perdu deux dents. Le coupable est un caillou qui se trouvait à l'intérieur de l'andouillette. La société de salaisons qui l'avait fabriquée a quand même proposé de rembourser les frais dentaires de la victime…

Caillou égaré, morceau de quartz dans des saucisses, autant de faits divers rares mais il peut plus simplement s'agir d'un morceau de plastique ou d'un os, ou encore de la fève dans la galette des rois. En fonction de la dureté de l'objet et de votre état dentaire (une simple croûte de pain un peu dure peut venir à bout d'une dent fragilisée), une ou des dents peuvent casser.

Si vous perdez une dent, inutile de venir aux urgences : contactez immédiatement votre dentiste et prenez quelques précautions avant votre rendez-vous. Rincez-la délicatement sous l'eau si elle est tombée et, en la tenant autour de la couronne (évitez de toucher les racines), remettez-la si possible dans l'alvéole. Si ce n'est pas possible, placez-la dans la bouche entre les gencives et les joues et sinon dans un verre de lait ou d'eau (ou de sérum physiologique). Il est important de garder la dent humide.

Pour une dent cassée, le traitement dépend de l'importance de la fracture : uniquement un morceau de l'émail, il suffira de polir ; en revanche, une fracture concernant l'os dentaire (dentine) nécessitera une obturation protectrice. Là encore, conservez le morceau « en bouche ».

MES CONSEILS

— Mangez toujours avec prudence et mâchez (c'est en outre bon pour la digestion et évite les fausses routes).
— Ne faites jamais de mauvaises blagues en mettant une fève ou tout autre corps dur dans l'assiette ou la nourriture de votre voisin.
— La principale activité dangereuse pour les dents reste la pratique sportive : portez une « protection dento-maxillaire » personnalisée pour certains sports (hockey, boxe...).

55

Ne vous jetez pas dans la gueule du loup

Votre animal préféré a pris en grippe son voisin ou le chien vagabond dans la rue ? Les deux chiens se battent et votre premier réflexe est de vous interposer et de tenter de les séparer. Mal vous en prend : ils se retournent immédiatement contre vous, et s'attaquent à la main qui les empêche de continuer.

Toute réaction de panique ou de violence comme les coups de pied, les coups de bâton ou les cris d'affolement ne feront également qu'augmenter leur excitation un peu plus, et celui qui trouble leur querelle – vous – peut en pâtir.

Seule recommandation dans ces cas-là : gardez vos mains loin des animaux agités. Le mieux est de laisser le conflit se régler sans s'en occuper (si les chiens sont normaux et équilibrés, une fois le dominant admis, le problème sera réglé). La voix de son maître peut éventuellement entrer en action en prononçant le nom du chien d'une voix forte et ferme ainsi que des mots qu'il connaît, tels que « Assez ! » ou « Lâche ! » : si le chien a été correctement éduqué, cela peut fonctionner.

Enfin, un arrosage puissant au jet d'eau visant la gueule des animaux, ou parfois le simple seau d'eau joueront l'effet de surprise et les feront lâcher.

MES CONSEILS

— Évitez la confrontation directe en séparant les deux animaux dès les premiers signes de colère.
— Éduquez votre animal avec un spécialiste de l'éducation canine.
— En cas de plaie ou de morsure sur votre main, consultez en urgence (antibiotiques systématiques requis et prévention de la rage).

56

Les joies de la campagne

Tuyaux, orifices, chaussures, conduits sont autant de repaires pour animaux et insectes en tous genres, plus spécialement en milieu rural. Glisser son pied par jeu dans un conduit peut vite tourner au cauchemar si un essaim s'y est niché : vous ressortirez votre pied illico, boursouflé de plusieurs piqûres.

Ne mettez jamais non plus votre pied nu ou vos mains dans un tas de feuilles ou de paille, entre des pierres ou des rochers, refuges préférés des vipères. Si l'une d'elles vous mord, vous aurez deux plaies punctiformes distantes de quelques millimètres et les conséquences peuvent être plus ou moins graves. Elles sont d'abord locales – œdème, rougeur – puis des signes généraux sont possibles (douleurs abdominales, malaise, hypotension). Dans tous les cas, une consultation médicale s'impose avec appel au SAMU-Centre 15. En attendant les secours, certains gestes sont à faire et d'autres non.

> Ce qu'il ne faut pas faire :

- inciser la peau (risque d'infection) ;
- sucer les plaies ;
- mettre un garrot ;
- prendre de l'aspirine comme antidouleurs car il favorise les hémorragies.

> Ce qu'il faut faire :

- s'allonger ou allonger la victime et la rassurer ;
- désinfecter la plaie ;
- enlever bagues, bracelets ou chaussures avant l'apparition d'un œdème ;
- appliquer de la glace autour de la plaie ;
- immobiliser la jambe ou le bras pour ralentir la diffusion du venin dans la circulation générale.

En France, le nombre de morsures de vipères est estimé à 1 000 par an seulement, contre beaucoup plus pour les hyménoptères (abeilles, guêpes, frelons,...) avec de vrais risques allergiques, puisque 1 % de la population est allergique au venin de ces insectes volants.

Si vous subissez des piqûres de guêpes ou abeilles en nombre – on parle d'envenimation massive – appelez le SAMU-Centre 15. En attendant, ne marchez pas, surélevez le membre et appliquez de la glace enveloppée dans un linge sur la zone piquée. Vous pouvez aussi, en cas de piqûres d'abeille, enlever avec précaution les dards restés fichés dans la peau, à l'aide d'une pince à épiler, en veillant bien à ne pas écraser la poche à venin.

MES CONSEILS

— Regardez toujours où vous mettez les pieds et les mains.
— N'urinez pas sur les piqûres, ça ne sert à rien ; ne servent à rien non plus les pompes censées aspirer le venin vendues en pharmacie. Comme disait Pierre Desproges : « En cas de morsure de vipère, sucez-vous le genou, ça fait marrer les écureuils. »
— Ne portez en forêt que des chaussures fermées et des pantalons longs ou des bottes.
— Si vous êtes allergique, ne vous séparez jamais de votre stylo injecteur d'adrénaline qui peut vous sauver la vie.

IV

En route

57

Sandwich entre deux voitures

On invoque souvent le destin pour justifier ces accidents idiots qui sont pourtant le plus souvent dus à notre propre imprudence. Peut-être est-ce à cause d'un épisode de la série culte *Urgences* que je reste traumatisé par cette image. On y voit une mère de famille, enceinte, en train de décharger les courses du coffre de sa voiture quand elle se fait coincer entre le coffre et le capot de la voiture adjacente, percutée par un troisième véhicule. Une scène qui me fait ne jamais m'attarder entre deux voitures.

Le même type de scénario peut aussi se dérouler sans l'intervention d'un troisième véhicule. Un frein à main mal serré dans une rue en pente, et voilà un malheureux grand-père pris en sandwich entre une voiture et une maison, une scène banale mais qui lui coûte la vie.

Il est bon de rappeler aux enfants qu'être derrière un véhicule est potentiellement dangereux, et ce quoi qu'il arrive. J'ai en tête ce père de famille qui enclenche un peu vite la marche arrière de son véhicule sans vérifier qu'aucun obstacle n'entrave sa route, et qui percute son enfant, non visible dans le rétroviseur, qui était en train de jouer derrière...

Anticiper, c'est le b.a.-ba du conducteur, mais ce doit aussi être la consigne du piéton. Preuve que ces conseils élémentaires de sécurité ne sont pas absurdes à rappeler, l'Eurotunnel et les ferries les affichent : pendant la traversée, personne ne doit se trouver entre deux véhicules.

MES CONSEILS

— Ne vous tenez pas entre deux véhicules ou le moins longtemps possible.
— Quand un véhicule est stationné en pente, serrez le frein à main (voire passez une vitesse) et utilisez des cales pour bloquer les roues ; ne restez pas derrière le véhicule.
— Si la rue est en pente, tournez les roues vers le trottoir.
— Reculez avec prudence : vérifiez toujours l'absence d'obstacle (humain surtout !) ; demandez à vos enfants d'être dans votre périmètre visuel lors de la manœuvre.
— Idéalement, équipez votre véhicule de radar et/ou d'avertisseur de recul : le radar signale les obstacles par un signal sonore/lumineux ; en outre, l'avertisseur ou bip de recul émet automatiquement un signal sonore lorsque la marche arrière est enclenchée pour avertir les personnes environnantes de la manœuvre de recul en cours.

58

Ne courez jamais pour attraper votre train

Mieux vaut rater son train que de perdre la vie. Cette sentence d'urgentiste vous paraît sans doute brutale, mais si vous saviez le nombre de victimes que l'on ramasse sur le quai du train, entre le train et le quai, sous le train… vous ralentiriez.

Bien sûr, on pense à la cheville foulée, mais la chute sur un quai peut avoir des conséquences plus graves qu'ailleurs : vous pouvez en effet glisser et vous retrouver entre la rame et le bord du quai, voire pire, sur les rails. Et les traumatologies rencontrées vont des simples entorses, fractures et autres foulures jusqu'à des fractures du fémur, traumatismes crâniens et même polytraumatismes.

Un autre accident, cardiaque celui-ci, est également fréquent dans ce contexte. Courir augmente le travail du cœur et donc la consommation en oxygène ; combinés au stress (rater son train), ces deux facteurs provoquent de redoutables infarctus du myocarde ou la mort subite. Ce n'est pas un hasard si les gares ont été équipées de défibrillateurs automatisés externes et sont un des endroits où ils sont le plus utilisés[1] : des études de cartographie des arrêts cardiaques avaient montré que les gares étaient des lieux à risque particulièrement élevé.

Si vous vous trouvez face à quelqu'un qui est en arrêt cardiaque (s'effondre, ne parle pas et ne répond à aucune stimulation) sur le quai, voici le mode d'emploi du défibrillateur (en attendant les secours que vous avez bien sûr appelés et après avoir déjà commencé le massage cardiaque) :

— ouvrir le défibrillateur et suivre les instructions vocales ;

— coller les électrodes : une sous la clavicule et l'autre sous le sein gauche ;

— connecter le câble. Une fois connecté, le défibrillateur indique qu'il réalise une analyse du rythme cardiaque et qu'il ne faut pas toucher la victime. Cette analyse dure quelques secondes. Il est important de respecter la consigne pour ne pas perturber l'analyse.

Ensuite deux possibilités :

— choc recommandé : l'appareil choque ou propose de choquer (suivant qu'il est entièrement automatique ou semi-automatique) ; on appuie alors sur le bouton qui clignote... Ne pas toucher la victime ;

— choc non recommandé : on reprend le massage cardiaque.

1. Sasaki M., Iwami T. et coll., « Incidence and outcome of out of hospital cardiac arrest with public access defibrillation. A descriptive epidemiological study in a large urban community ». *Circ J.*, 2011 ; 75(12) : 2821-6.

MES CONSEILS

— Partez en avance pour ne pas avoir à courir.
— Si vous voyez que vous risquez de rater votre train, préparez-vous sans stress à prendre le suivant.
— Apprenez à vous servir du défibrillateur et à pratiquer les gestes d'urgence (appeler, masser, défibriller).
— Ne croyez pas aux canulars (*hoax*) qui circulent sur Internet. Tousser n'a jamais réanimé d'une crise ou d'un arrêt cardiaque.

59

En voiture, sortez du bon côté

Certes, c'est un conseil de bon sens, mais cela ne signifie pas qu'il est respecté. Vous l'ignorez sans doute, mais un article du Code de la route (Art. R. 417-7) interdit à tout occupant d'un véhicule à l'arrêt ou en stationnement d'ouvrir une portière lorsque cette manœuvre constitue un danger pour lui-même ou les autres usagers : au premier rang de ces dangers, surgir au beau milieu de la circulation plutôt que de choisir le trottoir peut être sanctionné par une contravention de première classe même si c'est rarement appliqué.

Une grande partie des accidents de la voie publique sont constitués par ces imprudences, et mettent en danger les automobilistes et encore plus les motards qui passent par là. Prendre le réflexe de toujours sortir côté trottoir évitera de se faire happer par un véhicule ou qu'il ne se déporte dangereusement au risque de provoquer un accident entre deux véhicules.

Si vraiment vous êtes obligés de sortir côté circulation, redoublez de prudence et vérifiez qu'aucun véhicule n'est en approche : regardez dans le rétroviseur extérieur, si vous êtes passager arrière demandez au conducteur avant d'ouvrir la portière.

Les chauffeurs de taxi sont très au fait de ce genre d'accidents et engagent leurs clients à la prudence, notamment sur l'affichette apposée sur la vitre arrière gauche : la responsabilité du client est d'ailleurs engagée en cas d'ouverture de la portière sans regarder.

MES CONSEILS

— Donner l'habitude aux enfants de toujours sortir côté trottoir.
— Redoublez de vigilance avec les deux-roues qui remontent les files de voiture, y compris quand vous êtes en stationnement.
— Et pour les motards, gare aux portières qui s'ouvrent.

60

Il n'y a pas que le ciel qui peut vous tomber sur la tête

Les chantiers sont pourvoyeurs d'accidents, et pas seulement pour les ouvriers qui y travaillent – eux sont d'ailleurs équipés de casque – mais aussi pour les passants alentour. C'est vrai même pour les simples échafaudages, que personnellement j'ai pris l'habitude de contourner. Je garde en effet un souvenir dramatique de l'ensevelissement de plusieurs ouvriers et d'un passant par une goulotte d'évacuation de gravats fixée le long d'un échafaudage. Mal tenue, la goulotte remplie de grosses pierres avait chuté de plusieurs étages et fait trois morts.

Depuis, j'ai pris l'habitude de ne jamais passer sous un échafaudage et je me tiens toujours à distance des chantiers. Car qui dit chantier dit outils en tous genres susceptibles de chuter. Il est d'ailleurs souvent stipulé par un panneau qu'il est plus prudent de changer de trottoir.

Les vents violents aggravent encore les risques de chutes de tous types d'objets (éléments de toitures, cheminées endommagées, arbres…). En cas d'alerte ou de vigilance orange ou rouge lancée par Météo France, mieux vaut rester chez soi. Même par vents plus modérés, il est souhaitable de prendre quelques précautions comme celle de ne pas longer de trop près les immeubles : un pot ou une jardinière de fleurs sont si vite arrivés sur le trottoir ou sur votre tête !

MES CONSEILS

— Écoutez la météo et les indications de vitesse du vent. Il est estimé violent donc dangereux lorsque sa vitesse atteint 80 kilomètres à l'heure en vent moyen et 100 kilomètres à l'heure en rafale à l'intérieur des terres.
— Chez vous, pour protéger les passants, arrimez solidement pots de fleurs et autres jardinières. En cas de grands vents, retirez-les même des rebords des fenêtres.
— Ne rasez pas les murs, et encore moins lorsqu'il y a du vent.
— Contournez les échafaudages et évitez encore plus les goulottes !

61

Les dangers des temps modernes : SMS, tweets

Le scénario qui vous amène aux urgences est désormais extrêmement banal : vous écrivez un texto en descendant les escaliers et ratez une marche, concentré comme vous l'êtes sur l'écran de votre portable. Résultat des courses : vous vous faites mal et fracassez votre précieux jouet dans le même temps.

Entorses de cheville, fracture des membres supérieurs ou inférieurs, ou, pire, traumatismes crâniens, telles sont les blessures les plus courantes. Ces chutes peuvent même coûter la vie, comme ce fut le cas pour cet homme d'affaires pressé d'une soixantaine d'années qui dévala les escaliers d'une brasserie parisienne en écrivant un SMS sur le chemin des toilettes. Il a été victime d'un probable traumatisme cervical. Illustration, une fois encore, du fait qu'en cherchant à gagner quelques secondes, on peut perdre la vie.

Sur les plus de 7 000 milliards de SMS envoyés dans le monde (étude du cabinet d'analyses américain, ABI Research), combien sont écrits dans les escaliers ou en ne regardant pas où l'on met les pieds ? Aucune étude ne le dit, mais aux urgences, nous sommes en première ligne pour voir les conséquences en termes de fractures et autres traumatismes.

Les études ayant conduit à l'interdiction d'avoir une conversation avec son téléphone portable au volant ont clairement montré la distraction générée par son utilisation[1]. Des résultats similaires commencent à voir le jour sur la pratique des SMS en conduisant une voiture[2] ou même un vélo[3]. J'extrapolerais sans hésitation ces résultats sur la marche à pied, notamment en situation périlleuse comme dans les escaliers.

MES CONSEILS

- Ne lisez pas et ne répondez pas à un SMS dans les escaliers.
- Dites-vous qu'on n'est jamais à quelques secondes près pour répondre.
- Regardez où vous mettez les pieds et prière de ne pas courir dans les escaliers !
- Tenez la rampe, ça sert à ça…

---

1. McEvoy S. P., Stevenson M. R., Woodward M., « Phone : use and crashes while driving : a representative survey of drivers in two Australian states », *Med J Aust.*, 2006, 4-18 décembre ; 185(11-12) : 630-4.

2. Owens J. M., McLaughlin S. B., Sudweeks J., « Driver Performance while text messaging using handheld and in vehicle systems », *Accid Anal Prev.*, mai 2011 ; 43(3) : 939-47. Epub 2010, 28 décembre.

3. De Waard D., Schepers P., Ormel W., Brookhuis K., « Mobile phone use while cycling : incidence and effects on behavior and safety », *Ergonomics*, janvier 2010 ; 53 (1) : 30-42.

62

Ne soyez pas sexy en moto

En termes d'allure, monter sur une moto en robe à froufrous ou en minijupe en cuir, cliché des bikers, fait évidemment de l'effet. Mais même Brigitte Bardot, dont l'image de motarde sexy a marqué bien des esprits, portait des bottes en cuir hautes avec son petit short noir.

Aussi sensuelles soient-elles, ces images de motardes aux jambes dénudées ne doivent pas faire oublier que la posture présente un risque réel, même en l'absence d'accident. Surtout lorsque mademoiselle ou madame est dans la position du passager, car ses jambes sont alors proches… du pot d'échappement. Les brûlures, ou destruction des tissus cutanés, à son contact sont souvent profondes et graves. C'est rarement une brûlure du premier degré (voir encadré p. 226).

La première recommandation, comme pour toutes les brûlures, est évidemment de ne pas rester en contact, mais généralement, vous l'aurez fait de manière réflexe. Puis, refroidissez la brûlure en la passant sous l'eau froide du robinet (ou avec le tuyau d'arrosage si vous êtes au jardin ou en extérieur), et ce, pendant plusieurs minutes. L'arrosage immédiat d'une brûlure diminue son extension, limite ses conséquences et soulage la douleur.

En cas de brûlure grave (au deuxième degré, avec cloque d'une surface supérieure à celle de la moitié de la paume de la main de la victime, ou du troisième degré), un avis médical est obligatoire.

MES CONSEILS

— Une tenue adaptée vous évitera bien des déboires, y compris en cas de chute. Donc n'ayez jamais de zones découvertes en deux-roues ; privilégiez un pantalon et des bottes recouvrant les mollets. Le cuir noir peut aussi avoir son charme...

— Faites toujours très attention en descendant de moto que votre mollet ne touche pas le pot brûlant.

— Équipez éventuellement votre véhicule de protège-pots d'échappement.

63

Les enfants sur les deux-roues, ça se cale

Il est toujours très tentant, et très plaisant, d'emmener son enfant à l'école sur son deux-roues mais il y a des mesures de précaution minimales à respecter : tenue et chaussures couvrantes, casque, et dosseret pour le caler, sans quoi, à la moindre glissade, il pourrait se retrouver par terre.

Je me suis récemment retrouvé au feu rouge à côté d'un animateur télé vedette, dont l'enfant de quatre ni cinq ans était assis à l'arrière de son scooter, sans siège adapté ni dosseret pour éviter qu'il ne s'envole telle une pizza mal accrochée à l'arrière d'une mobylette (d'ailleurs mieux attachée par les livreurs !). Le pauvre enfant semblait mettre toute sa force dans ses bras pour se tenir péniblement à son père, dont il ne parvenait bien évidemment pas à faire le tour. J'ai eu beau essayer d'expliquer au conducteur l'irresponsabilité de son comportement, je n'ai pu le convaincre…

Pourtant, il n'est pas difficile de comprendre que, mal accroché, un enfant qui chute sur la chaussée a de fortes chances de se faire très mal, voire de se faire écraser par un véhicule qui passe par là au même moment. Au minimum, l'enfant s'en tirera avec des brûlures de la peau et des plaies, au maximum, le pronostic vital peut être engagé, selon l'expression consacrée.

Le siège pour enfant, autorisé par le Code de la route pour le transport des enfants de moins de cinq ans, n'est pas la panacée puisque l'enfant ne peut très souvent pas se maintenir droit et garder son équilibre. Surtout, l'enfant reste solidaire de la moto en cas de chute. En revanche, la ceinture de maintien – solide et qui fait le tour de la taille du passager – est une alternative intéressante avec son tapis de selle sur lequel s'assoit le conducteur. L'ensemble n'est pas solidaire du véhicule en cas de chute, et maintient l'enfant bien calé (ou le passager adulte d'ailleurs, qui peut s'endormir en toute sécurité lors des longs trajets sans tomber).

MES CONSEILS

— Attendez le bon âge, variable selon les enfants et les deux-roues. Il faut surtout que l'enfant ait la taille suffisante, c'est-à-dire que ses jambes soient assez longues pour s'appuyer sur les repose-pieds.
— Si ce n'est pas encore le cas, faites attention à ce que les pieds de l'enfant ne se prennent pas dans les rayons de la roue, ne touchent pas le disque de frein ou le pot d'échappement.
— Utilisez un dispositif de maintien adapté.

— Et bien sûr, équipez l'enfant d'un casque adapté à la taille de son crâne (pas question d'acheter un casque trop grand qui conviendrait plusieurs années) et d'un équipement complet comme pour l'adulte (gant, pantalon, chaussures).

64

Bloqué dans l'ascenseur : pas de panique

En France, on prend chaque jour plus de cent millions de fois l'ascenseur ! Que vous soyez claustrophobe ou pas, rester coincé dans un ascenseur est toujours une expérience cauchemardesque. Gagné par la panique, on peut être tenté de vouloir en sortir le plus vite possible, coûte que coûte. Surtout si l'ascenseur s'est arrêté à mi-étage. Il suffit que la porte s'entrouvre laissant un espace libre pour que vous imaginiez vous hisser vers l'extérieur par là. Fausse bonne idée. Imaginez que l'ascenseur redémarre au moment même où la moitié de votre corps est dans la cabine et l'autre à l'extérieur : vous seriez coupé en deux, mais ce ne serait pas une illusion comme dans les numéros de magie.

Les polytraumatismes par écrasement sont dramatiques dans ces circonstances et facilement évitables à condition de garder son sang-froid. Tant que vous êtes dans la cabine, vous êtes en sécurité. Il ne reste plus qu'à prendre votre mal en patience en attendant l'arrivée des secours ou de l'ascensoriste. Peut-être ceux-ci vous feront-ils sortir de la même manière, mais au moins, ils auront au préalable sécurisé le site, c'est-à-dire calé la cabine pour qu'elle ne risque pas de bouger.

MES CONSEILS

- Coincé dans l'ascenseur, alertez avec la sonnette d'alarme prévue à cet effet, respirez calmement et attendez les consignes.
- Ne tentez jamais de sortir entre deux étages sans y avoir été expressément invité par les secours ou des équipes techniques.
- Si vous êtes à l'extérieur, contentez-vous de rassurer les personnes coincées sans jamais tenter de rentrer dans l'ascenseur ou de les attraper pour les aider à sortir.

65

Gare aux portières de voitures

Les portières de voitures sont grandes pourvoyeuses d'incidents ou d'accidents et de passages aux urgences. On pense en premier lieu aux doigts coincés en claquant une portière fermée par inadvertance. Chez les enfants, un bras entier coincé peut entraîner plaies et fractures en tous genres.

Mais les possibilités sont énormes. C'est la terreur des deux-roues quand ils doublent une file de voitures, en stationnement ou pas. Les deux-roues étant particulièrement vulnérables et susceptibles de rencontrer moult cas de figure (animal qui traverse, enfant avec un ballon…), l'exercice d'évitement d'obstacle fait partie de l'épreuve pratique du permis de conduire. Il faut impérativement avoir la technique pour se tirer d'affaire si anticipation et réduction de la vitesse n'ont pas suffi. Car l'évitement est plus rapide que le freinage : il faut bien appuyer sur le guidon et le repose-pied, en balançant la moto d'un coup de rein. Le freinage n'intervient qu'en fin d'évitement quand les roues sont droites.

Mais deux-roues et piétons ne sont pas les seuls concernés par les portières ! Une de mes collègues urgentistes l'a appris à ses dépens. Médecin dans un service mobile d'urgence et de réanimation (SMUR) en banlieue parisienne, elle est partie en intervention en plein été, vitre ouverte et bras accoudé à la fenêtre, dans le vent. Un accident, provoqué par une défaillance mécanique, a fait faire au 4 × 4 de l'hôpital une embardée, il a heurté le talus et fait plusieurs tonneaux, et ce, malgré le professionnalisme du conducteur ambulancier. La médecin a bien failli perdre l'usage de son bras qui traînait négligemment à l'extérieur, et ce n'est qu'après plusieurs mois de rééducation qu'elle en a retrouvé les principales fonctions.

MES CONSEILS

— Ne jamais sortir son bras par la portière. Sans parler d'accidents graves avec tonneaux, imaginez un deux-roues ou un autre véhicule rasant d'un peu trop près la voiture…

— Quand vous claquez une portière vérifiez qu'aucun enfant ou qu'aucune main ne risque de s'interposer.

— En deux-roues, regardez là où vous souhaitez aller et non là où se trouve l'obstacle !

66

Le kit du parfait conducteur

On ne sait jamais, quand on part en voiture où l'aventure va nous mener ! Parfois il vous faudra imaginer hiberner. Comme ce Suédois resté prisonnier deux mois dans sa voiture bloquée par la neige sur un chemin forestier. Il était sans nourriture et je ne sais par quel miracle il a été retrouvé vivant.

Dans les pays habitués aux grands froids, les conducteurs ont toujours dans leur véhicule un kit de survie, à la fois pour avoir chaud et pour se nourrir. On pense souvent à la trousse de secours (celles trouvées dans le commerce prêtes à l'emploi méritent d'être complétées), à l'extincteur et maintenant au gilet fluorescent. Il faut aussi pouvoir survivre en cas d'immobilisation du véhicule et disposer d'éléments de sécurité et de tranquillité. Voici ma liste élargie.

- **Dans l'habitacle**
  — Une lampe de poche ou une lampe frontale (avec piles de rechange).
  — Une trousse de premiers secours (à compléter).
  — Une bouteille d'eau.
  — Des barres de céréales.
  — Des ciseaux pour les ceintures de sécurité ou un marteau brise-glace avec lame.
  — Des couvertures en cas d'immobilisation (couverture de « survie » et couverture en laine).
  — Un extincteur.
  — Un gilet fluorescent.
  — Un téléphone[1](un chargeur batterie de secours, fonctionnant avec une seule pile classique sera utilement laissé dans l'habitacle).

- **Dans le coffre**
  — Des chaînes (de montagne).
  — Un grattoir et une brosse de déneigement.
  — Des ampoules de rechange ainsi que des fusibles.
  — Une petite pelle de déneigement.
  — Une chaîne de remorquage.
  — Un rouleau d'essuie-tout.
  — Des câbles de batterie.
  — Un poste de radio fonctionnant à piles et des piles de rechange.

1. Des téléphones ont été conçus et sont commercialisés pour servir en situations d'urgence ; laissés dans la boîte à gants, ils ont une durée de vie, avec une seule pile, de 15 ans.

MES CONSEILS

— Écoutez la météo et ne prenez pas le risque de circuler en cas de prévisions difficiles.
— Conduisez avec prudence en adaptant votre vitesse aux circonstances.
— Ayez toujours un téléphone portable chargé.
— Laissez tout ce kit de survie dans votre véhicule (y compris dans l'habitacle car vous ne pourrez peut-être pas sortir de votre véhicule).

67

La panoplie du motard

Ceux qui font leurs premiers pas en deux-roues ont parfois une fâcheuse tendance à penser que le casque suffit à les protéger. Moi-même motard, je tremble lorsque je vois des conducteurs en bras de chemise, ou absolument pas équipés pour rouler.

La gravité des blessures en cas de chute est pourtant directement liée au niveau de protection du conducteur comme du passager. Les équipements de sécurité (casque, blouson, etc.) sont donc vitaux car ils permettent de limiter les risques de blessures en cas d'accident, voire de sauver la vie. S'ils sont plus faciles à porter en hiver qu'en été, il ne faut jamais les oublier.

Les lésions parfois vitales à la tête, à la colonne vertébrale (qui contient la moelle épinière), au thorax et à l'abdomen/bassin ne sont pas rares et plus ces zones sont découvertes, plus elles sont exposées. Mais il existe de nombreuses autres lésions dites « fonctionnelles » : lésions de la peau (brûlures graves…), dégâts à la mâchoire et à la face, si la mentonnière du casque est relevée, fractures, amputations.

Il faut reconnaître que le scooter protège mieux les pieds que la moto en cas de choc direct, grâce au carénage qui l'encaisse (en revanche, en cas de chute, cela ne change rien). C'est ce qu'a constaté à ses dépens cet avocat qui s'est fait heurter (je dis bien heurter) par une voiture alors qu'il circulait à faible allure à moto : son pied a servi de pare-chocs et s'est retrouvé coincé. Ce motard chevronné s'est ainsi retrouvé amputé du pied. Avec des bottes et non des chaussures de ville, sa cheville aurait été mieux protégée.

MES CONSEILS

— Le casque est bien sûr le premier de ces équipements, obligatoire. Il s'achète neuf et homologué (NF, ou conformes à la norme européenne), doit être adapté à la tête du conducteur (c'est-à-dire qu'il doit serrer un peu). Une lettre indique ensuite le niveau de protection offert par la mentonnière. Le casque intégral offre la protection maximale, le casque jet offre la protection minimale, ne protège pas la face et la mâchoire, le modulable est le bon compromis, mais en circulation, la mentonnière relevée ne protège pas.

— Après un choc important, il est impératif de changer votre casque. Les matières absorbantes ne pouvant supporter qu'un seul impact, elles ne rempliront plus correctement leur rôle protecteur lors d'un nouveau choc. Pour l'entretien de votre casque de moto, n'utilisez jamais de solvant, mais de l'eau savonneuse.

— Les vêtements doivent être en textile anti-abrasion (kevlar® ou cordura®), munis de protections aux zones du corps les plus exposées en cas d'accident de moto.
— Évitez absolument les doublures en matières synthétiques de type nylon qui pourraient, en cas de glissade, fondre sur la peau et provoquer de graves blessures.
— Veillez à ce que votre passager soit également correctement protégé. Le vêtement en cuir est idéal, des blousons offrent une protection dorsale et des renforts au niveau des coudes et des épaules.
— Préférez les chaussures montantes ou les bottes spécifiques à la moto. Elles doivent être antidérapantes, en cuir, suffisamment souples pour bien sentir les commandes, et munies de renforts pour protéger les chevilles. Veillez à bien nouer les lacets, car ceux-ci peuvent se prendre dans les commandes. Les talons hauts et fins sont à proscrire (risque d'entorses lorsque l'on met le pied à terre, et donc risque de chute).

68

Dans les transports en commun, accrochez-vous !

Absorbé par votre lecture, épuisé par votre journée, vous n'imaginez pas un instant que le conducteur du bus ou du train qui vous ramène chez vous puisse freiner brutalement. Or quand le conducteur doit freiner, c'est généralement en urgence, ce qui peut avoir pour effet de vous faire tout à coup valdinguer si vous n'êtes pas tenu. Vous pouvez ainsi dévaler les marches d'un train à deux étages, traverser un wagon, être projeté à l'avant ou à l'arrière du bus… et une petite chute peut devenir dramatique. Les traumatismes générés vont du simple coup sur la tête (le mot fait peur, pourtant, même un simple coup sur la tête s'appelle un traumatisme crânien) au traumatisme grave (au crâne, à la colonne vertébrale) en passant par les fractures en tous genres. Ce n'est pas pour rien qu'en avion il est conseillé de garder sa ceinture de sécurité attachée pendant le vol, même en dehors des traversées de turbulences. Il n'est pas rare que des passagers y heurtent un plafond et subissent des traumatismes crâniens.

Comment réagir face à un traumatisme crânien ? Si le patient est inconscient, il est évident qu'il faut appeler les secours. Dans le cas contraire, il va falloir évaluer la gravité selon deux critères :

— la violence du choc (on parle de cinétique, de vitesse) ;
— l'évaluation de l'état immédiat : en cas de perte de connaissance, de troubles de la conscience ou de troubles neurologiques (la personne ne reconnaît plus l'entourage, se plaint de maux de tête violents), de saignements de nez ou d'oreille, il faut prévenir les secours. De même, si le patient est conscient mais a des douleurs ou un comportement anormal. Dans l'attente de l'arrivée des secours, il ne faut pas bouger la victime ;
— si le traumatisme a été peu violent, sans symptômes (pas de maux de tête, pas de troubles du comportement, pas de faiblesse d'un membre), une surveillance s'impose malgré tout pour vérifier qu'aucun symptôme n'apparaît dans les vingt-quatre-quarante-huit heures. Classiquement, il convient de réveiller la personne toutes les deux heures pour vérifier qu'aucun signe anormal n'apparaît. Et pas question de dormir seul le soir de l'accident ;
— pour les patients présentant des troubles de la coagulation ou sous traitement anticoagulant (médicaments servant à fluidifier le sang comme les antivitamines K), consultez systématiquement un médecin : comme un traumatisme de la tête est un saignement à l'intérieur, le risque est ici majoré.

MES CONSEILS

– Outre le confort, la meilleure place en train, en bus ou dans le métro est une place assise.
– Quand cela n'est pas possible, agrippez-vous à quelque chose de solide de façon à toujours pouvoir vous retenir en cas de freinage. Rien ne vous empêche de lire en enroulant votre bras autour d'une barre d'appui.
– Ne vous tenez jamais debout en haut de marches sans vous tenir fermement, car la hauteur aggraverait la chute.
– En avion, restez attaché et déplacez-vous en prenant appui sur les sièges.
– Si vous atterrissez aux urgences, ne réclamez plus à cor et à cri une radiographie du crâne : conformément aux recommandations de la Haute Autorité de Santé, elle ne se fait plus dans cette indication[1], car elle ne permet pas de montrer les lésions à l'intérieur du crâne. Le seul examen utile est un scanner si et seulement si votre examen par un médecin est anormal. Rappelons que le scanner n'est pas un examen anodin ; il envoie des rayons X qui, à terme, peuvent être néfastes et provoquer des cancers dits radio-induits[2].

1. www.has-sante.fr/portail/upload/docs/application/pdf/2008-06/rapport_radiographie_crane_2008-06-30_11-52-59_159.pdf
2. Brenner D. J., Hall E.J, *N. Engl. J. Med*, 2007 ; 357 : 2277-2284

69

En voiture dans une descente, placez-vous derrière les camions

Pourquoi ? Tout simplement parce que si les freins du camion lâchent, que le chauffeur ne peut plus contrôler son véhicule, vous ne serez pas sur sa folle trajectoire. Le scénario d'un camion percutant un véhicule est un classique de la rubrique accidents et faits divers. Sachez qu'à 90 kilomètres à l'heure, un poids lourd de 40 tonnes (soit le semi-remorque que vous croisez tous les jours avec un poids total autorisé en charge entre 34 et 44 tonnes) a une énergie de 1 250 tonnes… Imaginez les dégâts sur un véhicule léger se trouvant sur sa route. Un terrible remake du film *Le Salaire de la peur.*

Règles et infrastructures routières ont été largement améliorées pour éviter ce genre d'accident (limitations de circulation et de vitesse, création de voies de détresse…) mais le conseil le plus sage est de mettre de la distance entre vous et un camion potentiellement fou ou encore plus sage, de le laisser vous doubler ou d'en profiter pour vous arrêter (faites le plein par exemple).

Les voies de détresse (ou *escape lane*, si vous circulez dans les pays anglo-saxons) sont des bretelles spéciales, le plus souvent sur autoroute, permettant à un véhicule en difficulté (panne de freins, par exemple) d'effectuer un arrêt d'urgence. Ces voies de détresse sont signalées à l'avance par un panneau carré bleu, avec une représentation en blanc de la route et de la voie de détresse. L'extrémité de la voie de détresse est représentée par un motif à damier rouge et blanc. Au sol, la bretelle est matérialisée par un motif à damier rouge et blanc peint pour indiquer à l'automobiliste (ou au chauffeur-routier) la voie à prendre. Graviers (ralentissement), puis moyen d'arrêt naturel (butte, talus…) ou artificiel (barils et butoir) permettent d'arrêter la course folle.

Deuxième conseil routier : gardez vos distances avec un véhicule portant un attelage ou un chargement de toit. Anticiper est une règle de sécurité routière absolue. C'est aussi vrai quand vous suivez un véhicule transportant un coffre de toit, une galerie ou encore un attelage type remorque ou caravane. Vitesse, mauvais arrimage ou encore vent important peuvent conduire à une catastrophe si le chargement se détache et atterrit devant votre véhicule ou sur votre pare-brise.

Une à deux secondes est le temps de réaction d'un conducteur en bonne santé ; une à deux secondes, ce sont 22 à 44 mètres parcourus si vous roulez à 80 kilomètres à l'heure… avant que vous touchiez vos commandes de frein. Reste à additionner à votre temps de réaction la distance de freinage pour vous arrêter et à garder une distance de sécurité d'au moins deux secondes ; pour cela aidez-vous d'un repère visuel en bord de route (panneau, arbre…).

MES CONSEILS

— Soyez toujours vigilant quand vous avez un véhicule dont le poids est supérieur au vôtre devant ou derrière vous.

— Tenez compte de la visibilité et de la météo (+40 % de distance de freinage sur sol mouillé).

— Entraînez-vous aux freinages d'urgence et évitement en moto ou en voiture (stages, parkings de supermarché...). En deux-roues, bras verrouillés, freinage fort et simultané avec le frein arrière et le frein avant, regard au loin (et non pas sur l'obstacle), moto/scooter serré avec les jambes ou les genoux puis relâchement progressif des freins pour éviter le blocage de roue.

— Et bien sûr si vous-même vous installez un chargement sur le toit de votre voiture, arrimez-le solidement avec des sangles qui empêcheront tout mouvement d'avant en arrière (en cas de freinage ou d'accélération) ou de gauche à droite (dans les virages) ; vérifiez-les à chaque arrêt. Le chargement ne doit pas dépasser le poids total en charge indiqué sur la carte grise.

70

Conducteurs, videz votre vessie avant de prendre la route

Ne pas prendre la route la vessie pleine, c'est quoi cette recommandation ? C'est pour ne pas perdre de temps en arrêts-pipi, pensez-vous spontanément. Pour que le conducteur ne soit pas déconcentré par une envie pressante ? C'est surtout, en cas d'accident, pour éviter qu'un choc sur le bas-ventre (le pelvis en terme médical) fasse éclater cet organe s'il est gorgé d'urine. Vide, la vessie mesure 5 centimètres par 5 centimètres mais pleine, ses dimensions peuvent doubler. Sa contenance peut atteindre 2 litres. La ceinture de sécurité de votre voiture appuie sur ce « globe vésical » et lors d'un accident, sa partie la plus fragile, le dôme, peut se rompre.

En cas de traumatisme abdominal, la douleur persistante au niveau du bas-ventre et surtout une éventuelle absence d'urine doivent orienter vers une consultation en urgence et même aux urgences. Des examens (scanner, échographie) voire l'exploration par un chirurgien sont indispensables pour diagnostiquer et suturer la vessie, car en cas de rupture, l'urine peut se diffuser à l'intérieur de l'abdomen.

Généralement, ce traumatisme rare s'accompagne d'autres lésions comme une fracture du bassin, une rupture de l'urètre, dans le cadre d'un polytraumatisme. Mais il peut parfois être isolé, surtout après un coup reçu dans une vessie pleine (chute, accident, coup de pied…).

MES CONSEILS

— Avant de conduire, urinez !

— Avant tout sport (particulièrement de contact), urinez également !

— En revanche, si votre médecin vous a prescrit une échographie abdominale (ventre), n'urinez pas avant d'aller chez le radiologue. Avoir la vessie vide (pleine d'air en réalité) gênerait l'examen ; l'air bloque en effet le passage des ultrasons indispensables à l'échographie. C'est pour cela que l'on vous fait boire de l'eau quelques minutes avant cet examen : pour remplir la vessie et chasser l'air.

71

La musique dans la rue

La musique adoucit les mœurs certes, mais elle déconcentre les piétons. Nos gardes aux urgences ou au SMUR sont de plus en plus rythmées par des accidents impliquant un piéton heurté par un véhicule alors qu'il traverse imprudemment, un casque sur les oreilles. La rue est un environnement hostile où tous les sens doivent être en éveil ; se priver de l'ouïe rend particulièrement vulnérable.

Les accidents dans lesquels sont impliqués les casques et écouteurs audio sont légion mais non répertoriés en France car il n'existe pas de registre épidémiologique permettant de les identifier. Une étude américaine[1] fait état de 116 piétons tués avec un casque audio sur les oreilles entre 2004 et 2011 dans un accident avec un véhicule, mais il est fort probable que ce chiffre soit largement sous-estimé, tant en termes de nombre de morts

1. http://injuryprevention.bmj.com/content/early/2012/01/03/injuryprev-2011-040161.short ? g=w_injuryprevention_ahead_tab

que de conséquences corporelles pour les accidents non létaux.

J'ai dernièrement dû secourir un malheureux piéton, distrait par sa musique, qui n'a même pas entendu les sirènes et sifflets des deux motards de la police nationale escortant le convoi officiel d'une ministre. Comme s'il était seul au monde, il a traversé la rue, absorbé par la musique de son casque audio couvrant tout bruit ambiant. Percuté par les motards, il a été pris en charge par le SAMU pour un traumatisme crânien grave et a subi dans la journée une intervention neurochirurgicale. Le motard de la police quant à lui s'est retrouvé à terre avec des blessures légères.

De la même manière, sur le quai des gares, des passagers qui n'entendent pas les avertissements ou les klaxons peuvent se retrouver happés par un train.

Les notices des casques indiquent uniquement les dangers pour l'audition et précisent qu'ils ne doivent pas être utilisés avec un volume sonore trop élevé, mais elles pourraient aussi mentionner ces dangers car les accidents causés par ces appareils sont largement évitables.

Notons que plus les écouteurs sont performants (casques intra-auriculaires, réducteurs de bruit ambiant, casques totalement couvrants), plus ils sont dangereux car ils isolent complètement le porteur de son environnement sonore extérieur.

MES CONSEILS

– Évitez les casques/écouteurs audio dans la rue, au volant ou en deux-roues pour rester vigilant aux bruits environnants.
– Pour les accros de la musique ne pouvant se passer d'un fond musical, privilégiez les écouteurs et laisser une oreille libre ; réglez le volume au minimum.

72

Sorties de parking et de garage : danger

Les sorties de parking et les garages sont toujours des lieux d'accidents. Les véhicules qui en sortent n'ont pas toujours une visibilité sur les piétons qui viennent sur les côtés, tandis que les piétons, se sentant en sécurité sur le trottoir, ne voient pas toujours la sortie de garage.

Les collisions sont donc fréquentes, même si elles se produisent à basse allure.

Automobilistes : redoublez de prudence et utilisez les miroirs de parking anti-angle mort (ronds, convexes) lorsqu'il y en a. Un coup de klaxon, « à l'ancienne » peut aussi sécuriser votre sortie.

Piétons : redoublez de prudence à l'approche des sorties de parking et garage. Repérez les signes indirects comme les bateaux sur le trottoirs, les signaux lumineux type gyrophare orange au mur indiquant l'ouverture de la porte ou encore les miroirs.

Les garages sont aussi des pourvoyeurs d'accidents sans voitures. Attention aux portes basculantes qui ont causé de nombreux décès d'enfants : ils essayaient de franchir la porte au moment de sa fermeture et se sont retrouvés coincés, écrasés. Depuis 1989, les portes automatiques doivent être équipées d'un système de sécurité qui interrompt le mécanisme en cas d'obstacle.

Les portes basculantes non automatiques, en revanche, ne disposent pas de ce moyen de prévention et peuvent encore causer des accidents à la descente (l'enfant reste coincé sous la porte) ou à la remontée, l'entraînant dans sa course.

MES CONSEILS

— Automobilistes et piétons : soyez vigilants à la sortie des parkings et garages.
— Équipez ou demandez que soient équipées de miroirs permettant de visualiser les abords les sorties avec angle mort.
— Vérifiez que les portes automatiques électriques sont aux normes NF ; il s'agit d'une obligation légale.
— Ne laissez pas des enfants seuls et trop petits à proximité des portes de parking et éloignez-les en général des parkings et des garages qui ne sont pas des terrains de jeux, notamment pour le ballon.

73

Gare aux longs trajets immobiles

Les voyages forment la jeunesse… ils forment aussi des caillots ! Les vols long-courrier (d'une durée supérieure à six heures) où les jambes sont coincées et les passagers assis sur des sièges de taille réduite favorisent la stagnation du sang dans les jambes et le développement d'un caillot de sang (phlébite). Ce caillot peut migrer dans la circulation sanguine et provoquer une embolie pulmonaire, parfois fatale. Cet accident ne survient officiellement que dans 0,5 cas sur un million de passagers, mais ces chiffres sont probablement sous-estimés.

La stagnation du sang dans une veine est en effet due à la station assise prolongée qui provoque un ralentissement du retour veineux et une compression des mollets. Ce phénomène est aggravé si les jambes sont croisées. Par ailleurs, la position assise entraîne aussi une hyperpression abdominale qui le favorise. L'exiguïté des places en classe économique pourrait être un terrain favorable, mais des cas identiques ont été décrits en première classe.

La voiture, mais aussi le train, peuvent provoquer les mêmes symptômes. Outre l'immobilité durant le voyage, d'autres éléments peuvent jouer comme l'hyperviscosité sanguine associée à une déshydratation. Ce phénomène est accentué par une chaleur excessive, le tabagisme ou par l'absorption d'alcool. Les facteurs de risques de phlébite et d'embolie pulmonaire en avion sont :

— antécédents de phlébite/embolie pulmonaire ;
— cancer ;
— traumatisme ou intervention chirurgicale récente ;
— âge élevé ;
— prise d'œstrogènes (y compris les pilules contraceptives orales) ;
— grossesse ;
— obésité ;
— siège côté hublot ; eh oui, si vous prenez le siège côté hublot, vous avez statistiquement moins de chances de vous lever !

Si vous ressentez une douleur au mollet (phlébite) ou à la poitrine (embolie), ou des difficultés respiratoires après un long trajet, appelez le 15.

MES CONSEILS

— Marchez régulièrement et faites des mouvements de flexion/extension du pied au cours du voyage.
— Hydratez-vous en buvant de l'eau.
— Demandez un siège côté couloir, surtout si vous êtes un sujet à risque.

- Le port de chaussettes de contention peut être utile ; en revanche, pas de recommandation pour des médicaments (aspirine) en préventif.
- En voiture, arrêtez-vous régulièrement et détendez vos jambes (toutes les deux heures).
- En train, n'hésitez pas là aussi à marcher et à vous hydrater.
- Évitez les somnifères qui vous cloueraient sur votre siège.

74

Les joies du dépaysement

Diarrhée du voyageur ou tourista, hépatites, typhoïdes, choléra… autant de réjouissances dont vos vacances se passeraient bien. Y échapper est possible, en adoptant de bons réflexes : le plus souvent, de mauvaises conditions d'hygiène sont seules responsables de la contamination. 50 % des voyageurs effectuant un périple de trois semaines sont susceptibles de connaître un épisode diarrhéique bénin et transitoire de quelques jours dû à des virus, bactéries ou autres parasites.

Consultez systématiquement pour un enfant âgé de moins de deux ans, si vous avez de la fièvre ou des selles glairo-sanglantes, ou prolongées au-delà de quarante-huit heures et en cas de vomissements incoercibles. Dans les autres cas, il suffit de prévenir la déshydratation en buvant abondamment (liquides salés et sucrés en alternance), de manger du riz et des bananes et d'éviter les agrumes et les légumes verts. Chez les jeunes enfants et les personnes âgées, utilisez des sels de réhydratation orale en sachets à diluer, à administrer à volonté (par petites doses successives en cas de vomissements). Les médicaments antidiarrhéiques peuvent aussi être utiles, mais de toutes façon ça passe spontanément.

Mieux vaut prévenir que guérir en se lavant les mains avant et après les repas, et après un passage aux toilettes (en l'absence d'eau et de savon, un gel ou une solution hydroalcoolique peut être utilisé(e) en prenant garde au risque de photosensibilité au soleil), en mangeant bien chaud et bien cuit, en enlevant la peau des légumes et des fruits avec un couteau et, surtout, en ne buvant que de l'eau minérale en bouteille fermée par une capsule ou de l'eau préalablement bouillie (une minute à gros bouillons) ou désinfectée avec des pastilles ou des filtres spéciaux.

MES CONSEILS

- Évitez l'eau du robinet, les glaces artisanales et les glaçons, ainsi que le lait non bouilli et les produits laitiers non pasteurisés.
- Fuyez les fruits et légumes crus mal lavés et non pelés, les viandes, poissons, coquillages crus ou mal cuits.
- Faites le point avec votre médecin avant le départ sur votre état vaccinal, les risques particuliers (paludisme, fièvre jaune...) et les médicaments à mettre dans la trousse de secours.

V

Mieux vaut prévenir que guérir

75

Retournez-vous avant de tirer la chasse

Dans *Le Dernier Empereur*, le grand film de Bertolucci, le médecin de la cour impériale met le nez dans le pot du jeune empereur de Chine Puyi. L'analyse de la couleur, de la texture et de l'odeur des selles est un principe de base en médecine traditionnelle chinoise. Beaucoup d'informations sur l'état de santé du patient peuvent être révélées par les déchets de l'organisme.

Mais que vient faire la copro-analyse (ou analyse des selles), me direz-vous, dans ces 101 conseils pour ne pas atterrir aux urgences ? Elle permet facilement d'un coup d'œil avant de tirer la chasse de repérer un aspect anormal éventuel de vos selles et de consulter le cas échéant avant une urgence beaucoup plus grave ! Sang rouge, glaires, méléna sont autant d'indices qui doivent alerter. Le sang rouge présent sous la forme de filets sur le papier toilettes est le plus souvent bénin et lié à des hémorroïdes (varices anales ou plus rarement à une fissure anale). S'il est en quantité plus abondante ou associé à d'autres symptômes comme l'alternance inhabituelle diarrhée/constipation, des douleurs abdominales ou encore un terrain familial à risque, une consultation médicale s'impose pour un examen appelé rectoscopie. Seul cet examen confirmera la présence des hémorroïdes, causes du saignement (on parle de rectorragies).

Le méléna est une évacuation de sang digéré, noirâtre et nauséabond. Sa présence est anormale et traduit une hémorragie digestive, c'est-à-dire un saignement qu'il faut explorer en urgence.

Des glaires, une décoloration blanchâtre des selles (souvent associée à une jaunisse) ou encore la présence de débris ou fausses membranes orientent vers une origine infectieuse, surtout en cas de diarrhée.

Certaines parasitoses intestinales (ou vers) sont également détectables dans les selles : l'oxyurose, responsable d'un grattage intense, produit des vers adultes visibles dans les selles, comme avec les ascaris (parasite). Avec le taenia (*taenia saginata* et *taenia solium*) ou ver solitaire, des anneaux sont souvent présents dans les selles.

MES CONSEILS

— Ne tirez pas la chasse sans avoir jeté un coup d'œil sur l'aspect de vos selles.
— Pas d'affolement non plus face à la présence de certains aliments colorant les selles, comme les betteraves.
— Les personnes dont un parent du premier degré (père, mère, frère, sœur, enfant) a été atteint d'un cancer colorectal ou d'un adénome (tumeur bénigne) de plus d'un centimètre avant soixante-cinq ans, et celles dont

deux parents ont été atteints – quel que soit l'âge au moment du diagnostic – sont des sujets à fort risque de cancer du côlon et doivent bénéficier d'une coloscopie régulière. Sinon, cinquante ans sonne l'heure pour tout le monde de parler du dépistage du cancer colorectal avec votre médecin traitant[1].

1. www.e-cancer.fr/depistage/depistage-du-cancer-colorectal/espace-grand-public/qui-est-concerne

76

Éternuez sans réfréner votre « orgasme cérébral »

On vous a toujours inculqué que la politesse vous obligeait à contenir votre éternuement, mais c'est une erreur. L'éternuement est un phénomène réflexe produisant une expiration brusque, bruyante et involontaire par le nez et la bouche. Il met en jeu des muscles « expirateurs » comme le diaphragme et les muscles intercostaux. La tentation est grande, pour dissimuler le bruit et éviter les projections, de se pincer le nez et de le retenir. La précaution médicale vous invite au contraire à ne pas réfréner ce réflexe car si la pression de l'air se propage vers l'oreille interne et les tympans, cela peut provoquer au minimum une douleur et au pire une lésion (perforation tympanique, voire brèche ostéo-méningée si vous avez eu un traumatisme crânien, même mineur, dans les années précédentes).

L'autre risque, théorique certes mais plausible, est une majoration des anévrismes, ces dilatations localisées de la paroi d'une artère aboutissant à la formation d'une poche de taille variable (de quelques millimètres à quelques centimètres suivant la zone anatomique). Cela peut aller jusqu'à la rupture d'anévrisme et l'hémorragie, comme l'accident vasculaire cérébral par exemple. Les à-coups de pression engendrés au niveau de la zone fragilisée entraînent une augmentation de la taille de l'anévrisme selon une loi physique bien connue : la loi de Laplace. La tension sur la paroi du vaisseau augmente et majore le risque de rupture anévrismale. L'hypertension artérielle est évidemment le premier facteur de risque mais l'éternuement nez pincé risque encore d'aggraver la situation.

Enfin, dernier risque de l'éternuement : le pneumothorax, un « décollement » du poumon qui va s'affaisser dans le thorax et entraîner des troubles respiratoires, voire une véritable détresse respiratoire (asphyxie). Une douleur pulmonaire « atypique » survenue après un éternuement – ou un effort corporel, un fou rire – doit vous amener à consulter en urgence. L'auscultation permettra d'orienter le diagnostic, qui sera confirmé par la radiographie des poumons.

MES CONSEILS

— Laissez cet « orgasme cérébral » qu'est l'éternuement se dérouler sans le retenir. Il est éventuellement possible, avant qu'il n'arrive, de tenter de l'empêcher en vous pinçant le nez et en maintenant la bouche fermée.
— Préférez éternuer dans votre coude ou bras plutôt que de mettre la main devant la bouche. Ce geste simple

fait partie des mesures barrières et d'hygiène pour éviter la propagation des virus notamment[1].

— Consultez en urgence en cas de douleur de l'oreille, de baisse d'audition, de douleur à la poitrine ou encore de maux de tête violents consécutifs à un éternuement.

1. www.inpes.sante.fr/10000/themes/virus_saisonnier_hiver/index.asp

77

Femmes enceintes : couchez-vous sur le côté gauche

Petit conseil en apparence anodin mais qui éviterait bien des malaises et autres baisses de tension s'il était plus suivi. Pour être convaincu de son bien-fondé, il vous suffit de regarder une planche d'anatomie : vous constaterez qu'un des plus gros vaisseaux ramenant le sang des membres inférieurs vers le cœur, et appelé veine cave inférieure, passe à droite dans la cavité abdominale. Chez les femmes enceintes, et surtout en fin de grossesse (après le septième mois), il est donc déconseillé de se coucher sur la droite. En effet, l'utérus gravide risque de comprimer cette veine cave inférieure, entraînant une baisse du débit sanguin vers le cœur et un malaise hypotensif qui se manifeste par des sensations de vertiges, nausées, « voile devant les yeux ». Le mécanisme est le même que celui de l'hypotension orthostatique, ce malaise qui survient lors du changement de position (lorsque vous vous levez).

Je me souviens, lors d'une garde au SAMU, être venu au secours d'une femme enceinte qui se trouvait dans un salon d'esthétique et présentait un malaise sans perte de connaissance. Avant même d'arriver sur les lieux, j'étais quasiment certain qu'il s'agissait simplement d'un soin esthétique un peu prolongé, dans une position probablement orientée vers la droite, gênant le retour veineux de la fameuse veine cave. L'atmosphère confinée (pièce petite, chaleur...) ne faisait que renforcer son état. J'avais vu juste et il a suffi de la faire se tourner sur le côté gauche pour améliorer la situation.

Notons que les secouristes doivent avoir aussi ce réflexe. Face à une personne inconsciente (qui respire), il faut appliquer la position latérale de sécurité (PLS) afin d'éviter qu'elle ne s'étouffe. La victime peut alors être tournée de n'importe quel côté, *sauf* une femme enceinte, qui doit être allongée sur le côté gauche.

MES CONSEILS

— Si vous êtes enceinte, couchez-vous de préférence toujours sur le côté gauche. C'est valable pour la nuit mais aussi dans toutes les circonstances où vous êtes en position allongée . sieste, soins esthétiques, visites médicales, etc.

— Enceinte ou pas, levez-vous toujours progressivement et ne passez jamais trop rapidement de la position allongée à la position assise ou levée. Commencez par vous asseoir au bord du lit pour éviter l'hypotension orthostatique.

— Dans tous les cas, si vous ressentez un malaise qui persiste, alertez les secours (15 ou 18).

78

Penchez la tête – mais pas vers l'arrière – si vous saignez du nez

Les mauvais réflexes sont légion en matière de saignement de nez. Cet événement est extrêmement fréquent car la muqueuse nasale est fine, donc fragile, et richement vascularisée, notamment au niveau de la tache vasculaire (ou zone de Kiesselbach) où confluent toutes les petites artères de la cloison nasale. Les enfants, souvent, rien qu'en se frottant le nez par exemple, érodent la muqueuse et font saigner.

L'épistaxis, ou rhinorragie, est le plus souvent bénigne et peut survenir avec le froid ou un petit traumatisme sur le nez. Le saignement se tarira quasiment spontanément sous réserve de faire les bons gestes.

Le réflexe le plus fréquent est de pencher la tête en arrière, mais c'est une très mauvaise idée. Pour deux raisons : vous ne verrez pas si le saignement s'est arrêté ou continue de plus belle, et en cas de saignement important – surtout chez les personnes âgées ou fragilisées –, la fausse route guette. En effet, lorsque le sang ne peut plus être dégluti, il se retrouve au niveau des voies respiratoires et passe dans les poumons.

Les bons gestes à adopter sont simples :

— se mettre au calme (pour diminuer la tension artérielle ou éviter de l'augmenter). Prendre sa tension artérielle est un bon réflexe. Si elle est trop élevée, il faudra d'abord la faire baisser pour espérer arrêter le saignement ;

— s'asseoir (ou se mettre en position demi-assise) tête fléchie vers l'avant ;

— se moucher pour éliminer le premier caillot sanguin qui n'est pas efficace et ne permet pas d'arrêter le saignement ;

— comprimer en vous pinçant le nez pendant au moins dix minutes (temps de saignement).

Cela permet de stopper la plupart des épistaxis modérées.

On peut aussi utiliser des tampons hémostatiques qui produisent une réaction pharmacologique (ce sont des ions calcium qui favorisent l'hémostase ou l'arrêt du saignement). Ces tampons sont vendus en pharmacie : tordre, plier et mettre dans la narine pendant trente minutes.

Si cela ne suffit pas, ou si vous avez des facteurs de risque (saignement abondant, traitement anticoagulant, maladie hémorragique, poussée hypertensive, saignement après un coup sur la tête) ou une mauvaise tolérance (pâleur, tachycardie, faiblesse), il faut appeler le SAMU-Centre 15 et consulter en urgence.

MES CONSEILS

— Moucher, s'asseoir et comprimer les deux narines, la tête penchée en avant.

— Mention particulière pour le traumatisme crânien : s'il est normal de saigner après un coup sur le nez (si c'est un coup violent, il faut consulter car il peut s'agir d'une fracture du nez qui nécessitera la mise sous antibiotiques et un contrôle ORL), il est anormal et inquiétant de saigner du nez – ou d'avoir un écoulement – après un coup sur la tête. Ce doit être un signe d'alerte de traumatisme crânien grave.

— Dans l'immense majorité des cas, le saignement est bénin et s'arrêtera au bout d'une dizaine de minutes de compression. Pas besoin d'aller aux urgences.

79

Pas de corps gras sur les brûlures

On comptabilise chaque année en France, 300 000 à 400 000 victimes de brûlures (tous types confondus). Si le grand public a maintenant majoritairement bien intégré la nécessité de refroidir une brûlure sous l'eau froide, certaines croyances demeurent encore bien ancrées sur la nécessité d'y appliquer du gras, du dentifrice, du vinaigre ou autres substances variées. « J'ai frotté une pomme de terre sur ma brûlure » : cette vieille recette de grand-mère est encore souvent utilisée par ceux qui arrivent aux urgences où j'ai l'habitude de venir évaluer les brûlures dès l'accueil. J'en profite, aux côtés de l'infirmier, pour questionner sur les circonstances de l'accident, le statut vaccinal du patient et les gestes effectués immédiatement.

Mettre du gras (beurre, huile d'olive) répond à une certaine logique : la peau est constituée notamment en sa surface de phospholipides, c'est-à-dire de molécules graisseuses. En cas de brûlures, ces cellules sont détruites et leur regénération serait alors accélérée par l'application de corps gras. Mais en pratique, le risque infectieux est majeur si l'on y applique n'importe quoi. Tout produit qui n'est pas pharmaceutique est à proscrire.

Voici les trois réflexes à adopter en cas de brûlure ·

— supprimer la cause ou soustraire la victime à la cause. Si les vêtements sont enflammés, empêcher la victime de courir, la rouler ou la faire se rouler par terre et étouffer les flammes avec un vêtement ou une couverture ;

— refroidir le plus tôt possible la surface brûlée, avec de l'eau, par exemple de l'eau froide du robinet, en laissant couler l'eau sans pression sur la brûlure. Cela limite son extension et soulage la douleur. Il faut retirer les vêtements de la victime le plus tôt possible – sans ôter ceux qui adhèrent à la peau –, pendant l'arrosage ou sous la douche ;

— évaluer la gravité (voir encadré page suivante). Les brûlures graves nécessitent un avis médical ; les brûlures simples non. Seules les brûlures simples peuvent être gérées à la maison ; elles concernent les rougeurs de la peau chez l'adulte et les cloques d'une surface inférieure à celle de la moitié de la paume de la main de la victime.

Si la brûlure est grave, attendre les secours (on peut mettre la victime sur un drap propre). S'il s'agit d'une brûlure simple, l'arrosage peut être poursuivi plus longtemps jusqu'à disparition de la douleur. On protège ensuite la brûlure avec un pansement, un corps gras (crème spéciale brûlure… pas de beurre ni de pomme de terre !) et surtout il faut vérifier la vaccination contre le tétanos (rappel recommandé chez l'adulte à vingt-cinq, quarante-cinq et soixante-cinq ans, puis tous les dix ans).

RECONNAÎTRE LA GRAVITÉ D'UNE BRÛLURE

— Le degré de brûlure :

• La brûlure du premier degré est la plus superficielle et correspond au classique coup de soleil. Seul l'épiderme est touché ; dessous, il y a vasodilatation, augmentation du diamètre des capillaires sanguins : la peau est rouge et douloureuse mais intacte (pas de cloque en particulier).

• La brûlure du deuxième degré est plus profonde et est caractérisée par des bulles (ou cloques, ou phlyctènes) qui apparaissent, soit immédiatement, soit dans les heures suivant la brûlure. Les bulles sont remplies d'un liquide transparent. Elles sont entourées d'une zone rouge (érythème). Le derme (couche profonde de la peau) est touché.

• Enfin, la brûlure du troisième degré, la plus grave car la plus profonde, aboutit à une peau cartonnée, blanche ou brunâtre, insensible (mais la périphérie de la brûlure peut, elle, être douloureuse). Paradoxalement, il n'y a que peu, voire pas, de douleur car les vaisseaux sanguins et terminaisons nerveuses sont détruits. L'absence de douleur doit donc être considérée comme un signe de gravité.

Dans ces deux derniers cas, un avis médical est impératif, voire un appel au SAMU-Centre 15.

— Quelques éléments pour déterminer les signes de gravité d'une brûlure :

• Cloque unique ou multiple d'une surface supérieure à celle de la moitié de la paume de la main de la victime.

• Destruction plus profonde (aspect noirâtre de la partie brûlée) associée souvent à des cloques et une rougeur plus ou moins étendue.

• Localisations particulières : visage, mains, voisinage des orifices naturels ou articulations. Les brûlures de la bouche et du nez feront toujours craindre la survenue rapide d'une difficulté respiratoire.

• Rougeur étendue de la peau chez l'enfant.

MES CONSEILS

— N'appliquez pas de corps gras qui risquerait d'infecter la brûlure.
— Refroidissez immédiatement la brûlure (règle des 10-10-10 : pendant 10 minutes, avec une eau à 10 °C, en vous plaçant à 10 centimètres).
— Évaluez la gravité ; si la brûlure est grave, appelez le SAMU-Centre 15.
— Pour l'enfant et le nourrisson, prenez toujours l'avis d'un médecin.
— Ne percez pas la cloque et protégez-la par un pansement stérile.

80

Attention aux saignements qui virent à l'hémorragie

Chez certaines personnes plus fragiles que d'autres, la table basse peut être un objet redoutable. Je ne pense pas cette fois aux enfants, pour qui des protections en plastique sont prévues aux angles. Mais aux personnes atteintes de varices ou avec une peau très fragile comme nos aînés pour qui le moindre bobo sur les jambes peut se transformer en catastrophe hémorragique.

Mauvaise vue, varices aux jambes, médicaments anticoagulants pour fluidifier le sang constituent le cocktail détonant qui conduit aux urgences dans des conditions dramatiques. Avec mon équipe du SAMU, nous l'avons souvent constaté, par exemple, chez cette patiente octogénaire qui s'était simplement cognée sur le bord saillant d'une table basse en verre. Sa peau fragile avait eu raison de la varice, celle-ci s'était mise à saigner, d'abord modérément, puis plus abondamment. Personne ne s'était vraiment rendu compte de la quantité de sang perdu, puisque des pansements absorbeurs étaient régulièrement appliqués et changés. Au final, lorsque nous sommes arrivés, la patiente avait déjà perdu connaissance, et se trouvait en état de choc hémorragique : elle avait probablement perdu plusieurs litres de sang.

MES CONSEILS

- Une hémorragie continue, même peu abondante au début, peut faire perdre plusieurs décilitres de sang : méfiance chez les personnes fragiles ou sous traitement comportant des médicaments fluidifiant le sang (les anti-vitamines K par exemple) ou pour le cœur ou la tension (bêtabloquants). Les conséquences d'une hémorragie chez eux sont plus graves et pour une perte sanguine plus faible.
- Quand une hémorragie survient, il faut appuyer directement sur la plaie qui saigne, avec la main (protégée par un gant, un plastique ou un tissu) puis avec un tampon-relais (tissu, pansement type « américain ») fixé avec un lien large pour arrêter le saignement. Mais attention à bien évaluer la quantité de sang épongée. Notez par exemple le nombre de pansements utilisés ; s'il faut les changer rapidement car ils s'imbibent de sang, c'est que l'hémorragie n'est pas stoppée !

81

Vos oreilles n'aiment pas les cotons-tiges

C'est l'exemple type du conseil d'hygiène mal expliqué : vous avez toujours cru bien faire en vous équipant de cotons-tiges pour vous nettoyer profondément les oreilles. Las, ce petit objet est pourvoyeur d'accidents. Le plus bête, quand vous êtes le plus souvent pressé, est de laisser en place votre coton-tige et de commencer à faire autre chose, comme vous sécher les cheveux par exemple.

Conséquence, un mauvais geste vous fait heurter le coton-tige qui s'enfonce trop profondément dans votre oreille et vous ressentez immédiatement une très forte douleur. Il est possible que vous ayez une perte d'audition, ou que votre conduit auditif saigne… Votre tympan – la membrane qui relie l'oreille interne à l'oreille externe – est peut-être perforé, ou le conduit auditif externe lésé.

Dans tous les cas, direction les urgences ou les urgences ORL. Seul l'examen avec un otoscope permettra de visualiser les dégâts : simple plaie du conduit auditif externe, perforation ou déchirure tympanique. Une opération sera éventuellement nécessaire pour que le chirurgien ORL reconstruise la membrane, en cas de perforation importante ou persistante.

Heureusement, dans la majorité des cas, la perforation cicatrise spontanément. Vous serez aidé par un traitement local, et cela prendra plusieurs semaines à plusieurs mois. Durant cette période, il faut éviter toute pénétration d'eau dans l'oreille.

Les cotons-tiges ont aussi deux autres conséquences néfastes : ils risquent de pousser un bouchon de cérumen, au lieu d'aider à l'évacuer, ou la ouate risque de se détacher du coton-tige pour rester bloquée dans le conduit auditif externe. Il faudra alors aller aux urgences pour vous faire extraire ce bout de coton.

MES CONSEILS

— Ne jamais enfoncer trop profondément le coton-tige et surtout ne *jamais* le laisser en place.
— Le meilleur moyen de se laver les oreilles est encore d'utiliser la douche et ensuite d'essuyer avec une petite mèche de coton ou un mouchoir.
— Il existe aussi en pharmacie des moyens beaucoup plus sécurisés de vous nettoyer les oreilles comme les sprays nettoyants, les cure-oreille en métal et les cotons-tiges pour bébés, qui ont l'avantage d'avoir un bout plus gros et qui ne peut rester coincé.
— De manière générale, la meilleure des préventions est de ne jamais rien mettre dans le conduit auditif.

82

Des huîtres palpitantes

Une des causes des pics de fréquentation des urgences les soirs de réveillon est l'excès de consommation d'huîtres par les personnes souffrant d'insuffisance cardiaque. Sachez que 100 grammes de chair d'huître, soit environ huit huîtres numéro trois contiennent 350 milligrammes de sodium, soit 1 gramme de sel environ. Si vous en mangez en excès, ajoutés aux biscuits apéritifs qui peuvent contenir 1 gramme par poignée, vous allez vite atteindre l'apport maximal recommandé, qui est de 6 grammes par jour en cas d'hypertension artérielle ou d'insuffisance cardiaque.

Il y a dans ce cas un vrai risque de décompensation cardiaque sous forme d'un œdème aigu du poumon ; le cœur, incapable de remplir sa fonction, laisse des liquides s'y accumuler. S'ensuivent des symptômes respiratoires avec un essoufflement, voire une véritable détresse respiratoire nécessitant l'appel au SAMU. Le traitement de l'œdème aigu du poumon se fait par l'administration d'oxygène et de médicaments pour tonifier le cœur. Parfois même, le réveillon se termine en réanimation.

Moins grave mais témoin d'une surcharge en sel et d'un début de décompensation cardiaque, des œdèmes (jambes qui gonflent) peuvent apparaître. C'est une des circonstances pour découvrir que vous souffrez d'insuffisance cardiaque.

MES CONSEILS

— Si vous êtes sous traitement antihypertenseur ou cardiaque, n'abusez pas des aliments à forte teneur en sel, car une seule fois peut suffire, et, outre les huîtres, évitez les saumures, conserves industrielles, charcuterie, fruits de mer, et certaines eaux pétillantes (regardez la composition).

— De manière générale, ne posez pas systématiquement la salière sur la table et limitez la consommation de sel (la dose journalière recommandée est comprise entre 6 et 8 grammes, mais la consommation moyenne est plutôt à 11 grammes).

83

Mal au cœur ? Appelez-nous !

Ce conseil a aussi pour objectif de ne pas vous faire aller aux urgences, mais de les faire venir à vous. Car une douleur thoracique peut être synonyme d'urgence cardiaque. La principale est l'infarctus du myocarde : une artère coronaire se bouche au niveau du muscle cardiaque et empêche l'arrivée de sang et d'oxygène au cœur, qui se nécrose et peut s'arrêter.

Dans sa forme typique, la douleur d'origine cardiaque associe une douleur oppressive au milieu de la poitrine, serrant comme un étau durant plus de vingt minutes. Elle peut également irradier dans le bras gauche, dans le cou et la mâchoire. Vous avez plus de risque d'être concerné si vous avez des antécédents personnels ou familiaux de maladies cardiaques, si vous êtes fumeur, hypertendu, diabétique ou obèse. Jusqu'à récemment, les hommes étaient plus concernés que les femmes, mais ces dernières ont rattrapé et dépassé ces messieurs.

Le mauvais réflexe serait d'atterrir aux urgences par vos propres moyens : vous retarderiez la prise en charge, risqueriez d'arriver dans un service non équipé de cardiologie ou, pire, de ne jamais arriver si votre cœur s'arrête avant. Bref, le bon réflexe dans ces situations est d'appeler le 15[1]. Le médecin régulateur au téléphone confirmera ou non l'hypothèse de l'infarctus ou d'une douleur cardiaque. Il vous enverra rapidement soit un médecin de garde pour réaliser un électrocardiogramme, soit une équipe du SMUR (service mobile d'urgence et de réanimation) avec un médecin urgentiste. Une fois le diagnostic confirmé, l'objectif est de déboucher au plus vite l'artère et ce, dans les quatre-vingt-dix minutes suivant votre appel, grâce à des médicaments et/ou un transfert direct en unité de cardiologie interventionnelle pour y réaliser une angioplastie (déboucher l'artère avec un petit ballon introduit dans un vaisseau et mise en place éventuelle d'un ressort ou « stent » pour la maintenir ouverte).

MES CONSEILS

- En cas de doute, mieux vaut appeler le 15 pour rien plutôt que de passer à côté d'un infarctus.
- Pour l'accident vasculaire cérébral, même démarche : c'est une urgence mais il ne faut pas vous rendre aux urgences seul. En cas d'engourdissement, faiblesse ou paralysie brutale d'un bras, d'une jambe, d'une moitié du corps, de difficulté à parler et/ou de troubles de

1. www.has-sante.fr/portail/upload/docs/application/pdf/infarctus_myocarde_patient.pdf

la vision ou de l'équilibre, appelez le 15. Une minute de perdue, c'est deux millions de neurones perdus.

– Tousser ou déglutir à glotte fermée (en se bouchant le nez) ne sert à rien, contrairement à certaines informations qui circulent sur Internet.

84

La guerre des boutons

Boutons d'acné, points noirs, furoncles : les doigts vous démangent… Pourtant, oubliez l'idée de les manipuler ou de les percer avec vos petites mains. Au mieux, vous n'arrangez pas la situation en les contaminant avec des bactéries ou en suscitant des cicatrices et, au pire, vous risquez une surinfection sérieuse.

C'est particulièrement le cas quand la racine du poil (ou follicule pilosébacé) infectée forme un furoncle. Celui de la face est redoutable quand il se complique d'une staphylococcie maligne après manipulation intempestive. Elle se traduit par un syndrome infectieux avec frissons, fièvre et œdème du visage. Sans traitement, l'évolution est mortelle par atteinte cérébrale. En cas de furoncle, lavez-vous la zone atteinte et les mains avec une solution antiseptique moussante et rincez abondamment ; désinfectez avec un antiseptique plusieurs fois par jour et si le furoncle augmente de taille ou que d'autres apparaissent, consultez rapidement. Votre médecin vous prescrira des antibiotiques et, lorsque le furoncle est mûr, une incision peut être nécessaire à l'aide d'un bistouri.

MES CONSEILS

- En cas de folliculite de la barbe (rougeurs autour des poils de barbe), il faut utiliser une mousse à raser antiseptique et changer régulièrement de lames de rasoir.
- Pour les points noirs, dilatez les pores de votre peau avec un bain de vapeur, en plaçant votre visage au-dessus d'un récipient d'eau très chaude. Enfin, le tire-comédon (acheté en pharmacie) peut être votre ami si vraiment faire sortir le sébum de votre peau est impératif pour vous.

85

Palpez-vous les seins ou les testicules

Vous allez me trouver grivois, mais c'est aussi prendre soin de sa santé que de toucher son corps. Surtout que la visite chez le gynécologue – ou l'urologue pour les messieurs – est trop rare pour suffire à dépister correctement d'éventuelles tumeurs et que les médecins ont souvent perdu l'habitude de palper systématiquement ces organes intimes.

Il est recommandé d'inspecter vos seins, mesdames debout, devant un miroir, tous les mois. Vous allez facilement vérifier qu'il n'y a rien d'anormal, comme l'écoulement d'un liquide par le mamelon, la présence de sang, crevasses, fossettes, plis ou peau qui pèle. Pour cela, levez le bras et, avec les trois doigts de la main de l'autre bras, palpez le sein fermement et complètement. Vous commencerez par la partie externe, parcourrez tout le sein en effectuant de petits cercles avec le bout des doigts. Vous ferez particulièrement attention à la zone entre le sein et l'aisselle et chercherez toute grosseur ou tout point dur anormal sous la peau. Terminez par le mamelon, que vous presserez délicatement en vérifiant qu'aucun écoulement ne se produit. Si c'était le cas, prévenez votre médecin sans attendre.

Chez les hommes, une autopalpation testiculaire permet de détecter une anomalie de consistance de la glande, siège potentiel d'un point dur suspect. Autrefois, les visites d'incorporation lors du service national étaient une circonstance classique de découverte de cancer des testicules chez le jeune homme. Les visites scolaires n'insistent pas assez sur la nécessité de cet examen particulièrement simple à réaliser.

La technique est simple : au calme, seul, idéalement après un bain ou une douche chaude, vous allez examiner chaque testicule successivement. Le scrotum (la peau) est tenu dans la paume de la main tandis que le pouce et les autres doigts libres effectuent la palpation. On palpe aussi le petit cordon entre les bourses, appelé l'épididyme, qui doit être ferme et légèrement tendu, puis un autre canal appelé déférent, et enfin le testicule lui-même à la recherche d'une masse, d'une nette augmentation de volume global, d'un changement de consistance.

MES CONSEILS

— L'auto-examen constitue un atout de plus pour votre santé mais ne se substitue en aucun cas ni à la visite régulière (au moins annuelle) chez votre gynécologue (ou médecin) ni à la mammographie (tous les deux ans) pour les femmes. Appelez votre gynécologue en urgence en cas d'anomalie.

— Les hommes aussi peuvent se palper les seins de temps en temps, même si le cancer du sein est rarissime (1 % de l'ensemble des cancers mammaires).
— Messieurs, prenez l'habitude de palper périodiquement vos testicules sous la douche ; apprenez ce geste à vos enfants ou adolescents.
— Certains hommes ont plus de risques de développer un cancer du testicule : ceux ayant été traités pour un cancer testiculaire ou opérés d'une cryptorchidie (testicule non descendu dans l'enfance) ou atrophie testiculaire (testicules de petite taille).

86

Ne léchez que vos babines

Il ne faut pas seulement tourner sa langue sept fois dans sa bouche avant de parler, il faut aussi la tourner sept fois avant de décider de lécher un objet coupant comme un couvercle métallique. La langue est un organe extrêmement vascularisé par les artères linguales, branches de l'artère carotide et se la couper peut avoir des conséquences potentiellement dramatiques : douleur et hémorragie. Une morsure de la langue, suite à une chute sur le menton, est aussi susceptible du même résultat, plus ou moins grave.

Si cela vous arrive malgré nos conseils, il faut se rincer la bouche avec de l'eau tout simplement. Vous pouvez aussi appliquer une compresse (pas de coton) sur la plaie et comprimer pendant dix minutes, bouche fermée.

En cas d'hémorragie importante et qui ne s'arrête pas, la morsure peut nécessiter une suture aux urgences sous anesthésie locale, voire sous anesthésie générale si des muscles ont été sectionnés (avec des risques de troubles de l'élocution comme séquelles).

Normalement, tout rentre dans l'ordre et cicatrise en deux ou trois jours, notamment grâce à l'action de la salive. Si au bout d'une semaine, la cicatrisation n'est pas complète, consultez un médecin car il existe alors un risque de surinfection.

MES CONSEILS

— Ne parlez pas en mangeant.
— Ne léchez pas d'objets tranchants.
— Ne mangez pas immédiatement après une anesthésie locale chez le dentiste par exemple ; vous risqueriez la morsure ou pire la fausse route.
— Enfin, méfiez-vous des plaies chroniques de la langue ou d'une blessure qui ne guérit pas ; il peut s'agir d'un début de cancer de la langue. L'examen par un médecin ORL ou stomatologue est alors indispensable.

87

Aidez votre prochain sans atterrir aux urgences

Sachez que si vous vous trouvez en présence d'un accident de la circulation ou malaise, vous avez l'obligation morale et juridique de porter assistance à votre prochain. D'ailleurs, ne pas le faire est puni par le Code pénal (Art. 223-6).

Mais vous n'êtes évidemment pas préparé à intervenir, n'avez généralement ni matériel ni protection. Face à des projections de sang ou de crachat par exemple (lors d'une crise d'épilepsie), faut-il s'inquiéter ? Quand peut-il y avoir ce qu'on appelle un « accident d'exposition au risque viral », gros pourvoyeur de flux aux urgences ? Rassurez-vous, les risques concernent surtout les professionnels de santé quand ils réalisent des gestes invasifs[1] (piqûres, manipulations d'objets tranchants contaminés).

1. Rapport Yeni 2010, « Prise en charge des situations d'exposition au risque viral chez l'adulte », www.sante.gouv.fr/IMG/pdf/Rapport_2010_sur_la_prise_en_charge_medicale_des_personnes_infectees_par_le_VIH_sous_la_direction_du_Pr-_Patrick_Yeni.pdf

Sachez d'abord que rares seront les personnes à qui vous portez secours qui sont atteintes de maladies infectieuses, et ensuite que le risque de contamination porte surtout sur les hépatites (B, C) dont les virus sont beaucoup plus résistants et transmissibles que le virus du sida. Ne soyez pas inquiet si, en portant secours, votre peau a été en contact avec du sang ou un liquide biologique, ou que vous avez reçu des projections dans les yeux ou sur la peau, que vous vous êtes fait mordre. Ne nécessiteront un traitement dit de post-exposition que les cas où il y aura eu un contact avec votre peau ou vos muqueuses durant plus de quinze minutes, et seulement si le patient est séropositif pour le VIH. Il existe une trithérapie anti-VIH qui doit être mise en route dans les quarante-huit heures et au mieux dans les quatre heures. Si le contact est inférieur à quinze minutes et le patient de sérologie inconnue, pas de traitement préventif recommandé. Pour l'hépatite B, une vaccination peut vous être proposée.

Dans tous les cas, quelques précautions suffisent à écarter tout risque potentiel et rendent inutile votre visite aux urgences.

MES CONSEILS

- Évitez le contact direct avec le sang de la victime, équipez-vous de gants jetables (à disposition dans la boîte à gants de votre voiture ou à la maison).
- Pour comprimer une hémorragie, mettez un tissu barrière.
- Ne tentez pas d'ouvrir la bouche d'un patient en crise d'épilepsie car il risquerait de vous mordre de manière involontaire.

— Une fois votre geste de secours effectué, lavez-vous les mains à l'eau et au savon, éventuellement en utilisant un désinfectant.
— Faites-vous vacciner contre l'hépatite B, comme les professionnels de santé qui le sont obligatoirement. Le vaccin comprend trois injections, avec un intervalle d'au moins un mois entre la première et la deuxième injection, et entre cinq et douze mois entre la deuxième et la troisième injection.

88

Apprenez à jouer du trombone

Un choc aux ongles peut provoquer un hématome impressionnant mais qui ne nécessite en rien d'être pris en charge aux urgences. L'hématome sous-unguéal est provoqué par un choc direct (doigt coincé dans la porte ou marteau qui frappe sur le doigt) ou indirect (comme une chaussure trop petite). Il consiste en un détachement microscopique de l'ongle et une rupture des vaisseaux sanguins capillaires provoquant un écoulement sanguin. Une tache bleue apparaît, la pression est importante et la douleur souvent très pénible et lancinante. Pour évacuer l'hématome, il faut éliminer la pression en perforant l'ongle à deux ou trois endroits.

La technique est si simple qu'il est inutile d'aller aux urgences, vous pouvez très bien le faire à la maison.

— Chauffez un trombone, dont vous avez déplié le dernier segment, jusqu'à ce qu'il soit rouge et posez-le sur le centre de l'ongle et de l'hématome, puis percez doucement l'ongle affecté, sans douleur. Si le trou est assez grand, il doit permettre un écoulement continu du sang qui s'évacue. Vous devriez être immédiatement soulagé.

— Exercez une pression sur l'ongle pour bien éliminer tout l'hématome.

— Désinfectez avec un antiseptique, puis appliquez un pansement stérile sec. Et le tour est joué !

MES CONSEILS

— En prévention, coupez-vous les ongles régulièrement pour qu'ils ne soient pas trop longs et attention aux portes.

— Vérifiez votre vaccination antitétanique (carnet de santé) ; au besoin, consultez votre médecin pour un rappel (recommandé chez l'adulte à vingt-cinq, quarante-cinq et soixante-cinq ans puis tous les dix ans) ou une injection d'immunoglobulines.

— Consultez en cas de suspicion de fracture (mécanisme violent, impossiblité de bouger le doigt, déformation), de plaie importante (la peau est atteinte), s'il s'agit d'un enfant de moins de douze ans, ou si la douleur est insupportable et que vous n'arrivez pas à évacuer l'hématome.

— Si votre ongle tombe, pas d'affolement, un nouvel ongle va commencer à pousser sous la plaque traumatisée.

89

Quand les vitamines conduisent aux urgences

Vitamines, magnésium et autres compléments alimentaires sont censés vous donner force et énergie, non vous conduire aux urgences. Quand ils sont conditionnés sous forme d'ampoules individuelles autocassables en verre (pour préserver toutes les qualités du breuvage le plus longtemps possible, ce qui n'est pas garanti après ouverture avec les bouteilles de sirop par exemple), ils peuvent pourtant parfois vous y conduire. Et puisqu'il faut casser les deux bouts (pour des raisons de pression, afin que le liquide s'écoule), il y a deux fois plus de risques d'accident.

Pas toujours faciles à briser, surtout pour les personnes souffrant de rhumatismes, ces ampoules risquent de vous éclater entre les doigts qui se retrouvent alors farcis de fins éclats de verre. Les professionnels de santé, qui utilisent beaucoup ce genre de conditionnements, se servent d'une compresse (non stérile, cela suffit) pour casser les ampoules contenant les médicaments. Vous pouvez faire de même, ainsi, pas de risque de se couper. Plus simple et économique, utilisez un morceau de tissu ou un torchon. L'essentiel est de ne pas avoir de contact direct avec le verre.

Autre truc, non vérifié par la science médicale : prenez un bouton (de chemise par exemple) aux trous suffisamment larges, et introduisez-y un bout de l'ampoule. Il vous suffira alors d'appuyer d'un coup sec pour qu'il se brise sans difficulté.

MES CONSEILS

— Privilégiez d'autres modes d'administration si possible. Cela dépend plus de votre médecin ou pharmacien, je vous l'accorde : chères consœurs, chers confrères, si vous lisez ce chapitre, pensez à prescrire moins d'ampoules !

— Passez-vous des compléments alimentaires et autres cures de vitamines en privilégiant une alimentation variée avec fruits et légumes. On rappelle utilement que le service médical rendu est jugé insuffisant[1] pour la plupart des médicaments contenant du magnésium et qu'en dehors des carences avérées d'origine digestive ou rénale, il n'y a pas lieu d'en prendre.

1. www.has-sante.fr/portail/jcms/c_815923/magne-b6-et-uvimag-b6-magnesium-vitamine-b6

90

Achetez-vous un punching-ball

Nous, urgentistes, appelons cela la fracture du « mauvais boxeur » : faute d'avoir atteint sa cible, le poing a tapé contre un mur. En réalité, il concerne assez peu fréquemment des boxeurs et plus souvent des humains (hommes ou femmes !) enragés qui n'ont pu se retenir de frapper. Le coup est d'autant plus violent qu'ils avaient initialement envie de frapper quelqu'un. Heureusement qu'ils se sont abstenus car les coups et blessures volontaires portant atteinte à l'intégrité physique de son prochain sont punis par le Code pénal.

Résultat : l'impact du poing fermé sur le mur entraîne une fracture de la tête des os de la main avec une bascule et un déplacement osseux nécessitant un traitement chirurgical. Les os métacarpiens des quatre doigts de la main sont généralement touchés et les conséquences de cette blessure peuvent être handicapantes.

Palpez-vous les reliefs osseux de la main. En cas de douleur « exquise » (aiguë) – selon le terme consacré –, il faut pousser l'exploration. La radiographie mettra en évidence les fractures franches mais aussi les petits arrachements osseux ou les fissures très peu visibles.

Parfois honteux de son geste irraisonné, vous allez tenter de nier la douleur. Mais vous masquer la réalité est inutile voire dangereux. Des lésions passées inaperçues peuvent se révéler à terme dramatiques.

Pour immobiliser la main le temps d'aller aux urgences ou au cabinet de radiologie, vous pouvez confectionner une attelle improvisée qui soutiendra votre membre supérieur et donc votre main. Voici la technique : pliez un magazine de manière à former une gouttière sous votre avant-bras, prenez ensuite une écharpe que vous nouez autour du cou et dans laquelle vous passerez l'avant-bras enserré dans la revue. Technique alternative si vous n'avez ni écharpe ni revue : dégrafez les deux derniers boutons du bas de votre chemise ou gilet, remontez le pan en le pliant et en prenant bien le coude, l'avant-bras et le poignet dans cette gouttière de tissu, puis boutonnez avec le bouton supérieur.

MES CONSEILS

— Faites du yoga ou apprenez à respirer pour vous calmer plutôt que de vous laisser aller à un geste impulsif.
— Achetez un punching-ball et tapez avec des gants de boxe (pour protéger vos mains et poignets).
— Essayez d'imaginer (rapidement !) les conséquences médicales, voire judiciaires de votre geste (si vous abîmez du matériel en plus de votre bras).
— Si vraiment vous ne pouvez pas vous empêcher de donner un coup de poing, évitez au moins le verre, qui risque d'entraîner d'autres types de lésions (hémorragies, plaies tendineuses...).

91

La fermeture du robinet : un piège

Grippe, gastro-entérite, virus en tous genres et autres bactéries se transmettent essentiellement par les mains. Tout le monde sait donc que se laver les mains est une priorité pour éviter leur propagation. Mais cette mesure d'hygiène simple est insuffisante, voire inutile, si vous vous recontaminez en fermant le robinet que vous avez ouvert les mains sales.

Représentez-vous les microbes sur vos mains par de nombreuses petites paillettes colorées : en ouvrant l'eau pour vous laver les mains, vous déposez forcément ces paillettes sur le robinet. Vous vous lavez consciencieusement les mains – c'est-à-dire avec de l'eau et du savon, pendant quinze à vingt secondes sans oublier les zones entre les doigts et les ongles – puis vous rincez, et là, patatras… Vous fermez le robinet et retournez au contact de tous les microbes/paillettes qui recolonisent aussitôt vos mains.

Le bon réflexe est donc de s'essuyer avec un essuie-main à usage unique AVANT de couper l'eau (et tant pis si ça gaspille un peu d'eau), puis de fermer le robinet avec l'essuie-main que vous jetez ensuite à la poubelle (ou avec le coude si vous n'utilisez pas de jetable… et que vous avez un mitigeur !).

Autre mode de transmission classique : les gouttelettes chargées de virus émises lors de toux, d'éternuements ou par les postillons et la salive de personnes infectées. Imaginez, là encore, le nuage de virus en suspension dans l'air !

Se couvrir la bouche quand on tousse, éternue ou crache (dans sa manche ou dans un mouchoir à usage unique) est un bon réflexe qu'il faut inculquer aux enfants. De même qu'il faut leur apprendre, quand ils utilisent un mouchoir en papier, à le jeter dans une poubelle fermée tout de suite après usage, et à se laver les mains ensuite.

Et si vous êtes malade, un masque chirurgical (à acheter en pharmacie), à changer toutes les quatre heures ou dès qu'il est mouillé, permettra d'éviter la diffusion des microbes.

MES CONSEILS

Adoptez les gestes barrière.

— Lavez-vous les mains – en ne retouchant pas ensuite le robinet à mains nues – plusieurs fois par jour ; après avoir rendu visite à une personne malade, après chaque sortie à l'extérieur et bien sûr avant de préparer les repas, de les servir ou de les prendre.

— Répétez ce lavage surtout si vous avez des enfants et des personnes âgées dans votre entourage qui sont plus vulnérables. Ce geste est indispensable après s'être mouché, avoir toussé ou éternué.

— Si vous n'avez pas d'eau ni de savon, utilisez une solution hydro-alcoolique. Veillez à vous frotter les mains jusqu'à ce qu'elles soient bien sèches.
— Si vous êtes malade, aérez régulièrement, évitez de serrer la main et d'embrasser pour dire bonjour.
— Certains agents infectieux survivent plusieurs jours sur des objets (jouets, par exemple) qui passent de main en main ou sur des surfaces mal nettoyées.

92

Ne vous séparez jamais de votre électrocardiogramme

De longues attentes aux urgences pourraient être évitées si les patients – notamment ceux qui ont des antécédents cardiaques – étaient en possession de leur dernier électrocardiogramme (ECG). Pourquoi ? Cela permettrait aux médecins qui les prennent en charge de comparer et de dépister des modifications récentes justifiant une hospitalisation. Prenons le cas d'une douleur à la poitrine (voir Mal au cœur ? Appelez-nous !, p. 234) : vous faites un malaise, vous appelez le 15 et nous arrivons toutes sirènes hurlantes pour, entre autres, pratiquer un ECG. Si vous avez un tracé sur vous (dans votre portefeuille par exemple), nous pouvons comparer et vérifier que l'ECG n'est pas modifié. Bonne nouvelle car vous allez peut-être rester à la maison et reconsulterez votre cardiologue dans un deuxième temps, sans urgence.

Si au contraire vous n'avez pas d'ECG « de référence » sur vous, mauvaise nouvelle : vous êtes bon pour un passage aux urgences et une vérification du tracé électrique de votre cœur, avec prises de sang (et notamment un dosage troponine dont l'augmentation dans le sang ne se produit qu'au bout de six heures, ce qui signifie que vous êtes parti pour au minimum six à huit heures aux urgences).

MES CONSEILS

- Ayez sur vous votre carte vitale et au minimum un électrocardiogramme si vous avez des antécédents cardiaques ; dans le même ordre d'idées, et sans que vous puissiez bien sûr avoir tout votre dossier médical sur vous en toutes circonstances, il est impératif d'être en possession des informations de santé essentielles : liste des traitements/médicaments en cours, antécédents médicaux, allergies et coordonnées de votre médecin traitant. Faites-vous une petite fiche à avoir toujours sur vous. En urgence, cela permettra de gagner – beaucoup – de temps et d'informations.
- Rangez à la maison vos données médicales dans une pochette facilement accessible où les documents sont classés par ordre chronologique. Et prévenez vos proches de l'endroit où elle se trouve à la maison. Cela facilitera, en cas d'urgence, la récupération des informations.
- Discutez avec votre médecin ou votre pharmacien des documents qu'il est important de garder. S'il faut conserver les comptes-rendus hospitaliers, les radiographies ou scanners, il est en revanche inutile de garder toutes les analyses de sang ou les ordonnances : seules les dernières suffisent.
- Mettez en évidence dans votre portefeuille les coordonnées de la personne à prévenir en cas d'urgence. Ou ajoutez un contact type ICE – *in case of emergency* : en cas d'urgence – dans le répertoire de votre téléphone, à condition que ce dernier ne soit pas verrouillé par un code !

93

En déplacement, n'oubliez pas vos médicaments

Si certains peuvent décaler ou sauter la prise de certains médicaments (il vaut mieux éviter quand même), d'autres ne le supportent pas et surtout *vous* ne le supporteriez pas si vous prenez des médicaments pour le cœur ou le système vasculaire (antihypertenseurs et antivitamine K – AVK – en particulier), pour le diabète (insuline), pour l'épilepsie ou pour l'asthme. Votre pathologie risquerait de « décompenser » comme on dit dans notre jargon.

Si vous interrompez un traitement antihypertenseur, votre tension artérielle va brutalement monter et vous risquez la crise aiguë hypertensive qui devient une urgence thérapeutique quand elle s'accompagne d'une souffrance de l'organisme. Maux de tête, essoufflement, troubles visuels ou encore douleur à la poitrine justifient l'appel du SAMU-Centre 15 et une hospitalisation en urgence.

L'arrêt intempestif des AVK engendre un sous-dosage et une perte d'efficacité avec un risque majeur de récidive de la phlébite, de l'embolie pulmonaire ou de l'accident vasculaire cérébral, en fonction de l'indication pour laquelle ils ont été prescrits. Surtout, pas question de doubler la dose le lendemain : deux fois la dose dans la même journée entraîne un risque d'hémorragie. Un retard de huit heures dans la prise du médicament est cependant acceptable : la prise du médicament peut être rattrapée, mais si ce délai est dépassé, il est préférable de sauter cette prise et de prendre la suivante à l'heure habituelle, le lendemain. Pensez à noter cet oubli dans votre carnet de suivi.

L'oubli du traitement de fond de l'épilepsie vous expose à une récidive de la crise ou à une aggravation ; de même pour l'asthme ou le diabète.

Dans tous les cas, ayez sur vous le traitement prescrit en cas d'urgence. Si vous êtes asthmatique, ayez toujours sur vous un spray de bronchodilatateurs. Il serait dommage, voire dramatique, que vous ne puissiez enrayer une crise d'asthme parce que vous avez oublié le flacon.

MES CONSEILS

- Ayez toujours votre traitement en quantité suffisante ; anticipez en cas de voyage et partez avec l'ordonnance qui comporte les médicaments avec leur dénomination commune internationale (DCI).
- En avion, gardez en cabine, avec l'ordonnance et éventuellement un certificat médical pour passer les contrôles de sécurité, les médicaments importants. Imaginez que votre bagage se perde, vous aurez au moins l'essentiel sur vous.

94

Ne giflez pas votre enfant trop fort !

L'urgentiste ne se pose pas la question à laquelle de nombreux psy ont tenté d'apporter une réponse : est-ce une bonne chose de gifler les enfants ? Il préconise juste de ne pas donner une claque trop forte et, surtout, pas trop près de l'oreille, car cela pourrait provoquer une perforation tympanique c'est-à-dire un trou ou une déchirure du tympan, assimilable à un traumatisme indirect par effet de souffle. Le même mécanisme se produit après une chute dans l'eau ou une claque par la lèvre de la vague (que connaissent bien les surfeurs) ou encore après une déflagration par explosion.

Après une gifle, l'enfant peut se plaindre d'une baisse d'audition, de bourdonnements ou sifflements (acouphènes), voire d'écoulements de liquide de son oreille. La baisse d'audition est d'autant plus importante que la perforation est grande.

Consultez un médecin, ORL notamment, qui pourra faire le diagnostic par un examen otoscopique (pour visualiser l'intérieur de l'oreille). Tant que le tympan est perforé, il faut éviter toute pénétration d'eau dans l'oreille, source de surinfection. Ne mettez surtout aucune goutte dans l'oreille sans prescription médicale car certains produits sont toxiques en cas de perforation.

Les perforations tympaniques peuvent cicatriser et se refermer spontanément en quelques semaines. Si ce n'est pas le cas, une intervention chirurgicale sera nécessaire.

MES CONSEILS

– Pas d'automédication (ne mettez rien dans l'oreille) avant un examen médical pour vérifier l'intégrité du tympan.
– Si votre progéniture vous met à bout de nerfs, préférez la fessée à la claque sur le visage.

95

Buvez… mais pas trop

Depuis la canicule exceptionnelle de 2003, qui a provoqué 5 000 décès, essentiellement chez les personnes âgées ou fragiles, le plan canicule distille à chaque forte chaleur les messages de prévention essentiels : boire régulièrement et fréquemment de l'eau sans attendre d'avoir soif ; se rafraîchir et se mouiller le corps plusieurs fois par jour.

Sachez repérer les signes d'alerte de déshydratation comme la modification du comportement habituel, la fatigue, des difficultés inhabituelles à se déplacer. Les autres symptômes sont des maux de tête, étourdissements, nausées, vomissements et plus tardivement des crampes musculaires avec une température corporelle élevée (supérieure à 38,5 °C).

Avec tout cela, vous êtes paré pour prévenir la déshydratation chez la personne âgée. Mais attention, trop boire peut aussi être délétère et, chaque année, nous voyons arriver dans les services d'urgence des patients, âgés le plus souvent, souffrant de ce qu'on appelle « l'hyponatrémie de dilution ». En effet, lorsqu'une personne âgée boit trop d'eau, et sans manger suffisamment en parallèle, les sels minéraux se diluent dans le corps. On parle d'hyponatrémie par diminution de la concentration de sel dans le sang. Cela peut occasionner des troubles de la conscience, des nausées, des vomissements, des crises convulsives et même le décès.

En résumé : il faut boire mais pas trop. Buvez au minimum l'équivalent de huit verres par jour (soit 800 millilitres), l'idéal étant une consommation quotidienne de treize à quatorze verres en moyenne, à adapter selon son poids[1].

MES CONSEILS

En cas de canicule :

— hydratez-vous (et pas de boissons alcoolisées !) ;
— évitez de sortir aux heures les plus chaudes ; les nourrissons et les jeunes enfants doivent également rester le moins possible exposés à la chaleur ;
— maintenez votre logement frais (fenêtres et volets fermés la journée, ouverts le soir et la nuit s'il fait moins chaud) ;
— passez si possible deux à trois heures par jour dans un lieu climatisé (cinéma, bibliothèque municipale, supermarché...) ;
— aidez les personnes les plus faibles et fragiles (notamment les personnes âgées de plus de soixante-cinq ans, les personnes handicapées ou malades à domicile, les personnes dépendantes ou en situation de précarité) ;
— mais évitez de boire trois litres d'eau sans manger.

1. www.sante.gouv.fr/recommandations-pour-les-personnes-a-risque-en-cas-de-fortes-chaleurs.html

96

Ne vous levez jamais trop brusquement

N'avez-vous jamais ressenti cette sensation de malaise au lever du lit le matin : la tête tourne, vous voyez des étoiles et êtes obligé de vous rasseoir ou de vous rallonger ? On parle souvent d'hypertension artérielle mais on parle moins de l'hypotension artérielle, c'est-à-dire une tension trop basse. Elle touche pourtant bon nombre de patients, et l'on en est tous victimes à des degrés différents. C'est un épisode d'hypotension artérielle orthostatique : ce qui signifie que la pression artérielle devient trop basse quand vous vous levez. Quand vous êtes allongé ou assis, la tension est normale, voire élevée, mais au passage en orthostatisme, c'est-à-dire à la position debout, le volume sanguin reste dans la partie inférieure du corps et n'oxygène plus assez le cerveau.

Le temps que les mécanismes de régulation (neurologique, hormonal et vasculaire) de la tension se mettent en branle, vous ressentez ce manque d'oxygène qui se traduit par un trouble de la vue, une sensation vertigineuse, un malaise, voire une brève perte de connaissance. Et les conséquences de la chute peuvent être graves, notamment chez les personnes âgées avec des fractures, traumatismes crâniens ou de la face.

Si vous ressentez ces symptômes et qu'ils disparaissent néanmoins spontanément au bout de quelques minutes, pas de nécessité d'aller aux urgences. Vous pourrez consulter votre médecin, qui confirmera (ou infirmera) le diagnostic en prenant votre pression artérielle, en position couchée ou assise, puis en position debout. L'hypotension orthostatique est définie par une diminution de la pression maximale de plus de deux points sur le tensiomètre après quelques minutes de passage en position debout. Vous pouvez également faire le test à la maison si vous disposez d'un appareil de mesure de la tension artérielle.

Notons que certaines maladies favorisent l'hypotension artérielle ; on parle de dysautonomie dans le cas du diabète, de la maladie de Parkinson, ou d'affections neurologiques.

MES CONSEILS

— Levez-vous en plusieurs étapes, au réveil le matin notamment : asseyez-vous dans le lit, puis mettez les jambes sur le rebord et enfin levez-vous. Faites de même la nuit, si vous allez aux toilettes.
— Évitez de vous lever trop brusquement de table.
— Ne restez pas trop longtemps d'affilée dans un sauna : là aussi levez-vous progressivement en sortant d'une séance.

— Si les symptômes sont récurrents, consultez votre médecin qui pourra le cas échéant diminuer vos médicaments contre l'hypertension ou un régime sans sel trop strict qui peut aussi contribuer à une baisse du volume sanguin.
— Vous pouvez aussi habituer votre organisme à une position demi-assise en ne dormant pas complètement à plat (tête de lit surélevée).

97

Thermomètres à mercure et thermomètres sans mercure

Le mercure est un métal gris argenté que l'on trouvait – avant son interdiction en 1998 – dans les thermomètres utilisés pour prendre la température corporelle. Depuis, les thermomètres n'en contiennent plus au profit d'alcool (rouge ou bleu), voire de thermomètres électroniques ou infrarouges. Le mercure a été interdit en raison des dangers qu'il représentait tant pour la santé que pour l'environnement.

Pour éviter les risques d'intoxication, si vous cassez un (vieux) thermomètre contenant du mercure, respectez les consignes suivantes :

— rassemblez les billes de mercure répandues sur le sol à l'aide d'une feuille de papier (pas d'aspirateur pour éviter l'évaporation toxique) ;
— aérez la pièce pour que le mercure qui s'est évaporé ne s'accumule pas dans l'air ;
— évacuez les débris de thermomètre et de mercure dans un sac en plastique bien fermé et déposez-les

dans un container qui collecte les petits déchets chimiques (se renseigner auprès de la mairie ou en pharmacie). Ne jetez surtout pas le mercure dans l'évier : il resterait dans le siphon d'où il peut s'évaporer.

Et surtout, achetez un nouveau thermomètre, plus fiable et sans danger. Attention toujours à la mesure rectale de la température qui comporte des risques d'accidents, certes rares mais réels : ulcérations thermométriques, perforations et hémorragies rectales, rupture du thermomètre (enfants, sujets âgés, personnes agitées…), mauvais placement entraînant une migration dans la vessie ou le recto-sigmoïde (« avalement rectal » du thermomètre).

MES CONSEILS

Il existe plusieurs techniques de mesure de la température, choisissez la mieux adaptée à l'âge de votre enfant :

— avant deux ans : par voie rectale ou par voie axillaire (sous l'aisselle) ;

— de deux à cinq ans : par voie rectale, par voie tympanique (par l'oreille) ou par voie axillaire ;

— plus de cinq ans : par la bouche, l'oreille ou sous l'aisselle.

Attention : les thermomètres de cuisine et les baromètres contiennent des quantités importantes de mercure. Le risque d'intoxication est réel.

98

En cas d'accident, prenez votre temps !

« Protéger, alerter, secourir » : cet adage secouriste est toujours d'actualité. Mais qui est la première personne à protéger avant tout le monde ? Vous-même évidemment, ne serait-ce que pour pouvoir venir en aide à votre prochain. Il est électrisé ? Vous vous précipitez et vous électrisez aussi. Il est dans une atmosphère toxique ? Vous y restez pour lui porter assistance et vous asphyxiez avec lui. Un véhicule est immobilisé pour une panne en pleine voie ? Vous vous arrêtez et vous vous faites percuter : une simple panne aboutit à une série d'accidents en chaîne.

Autant de circonstances qui auraient pu être anticipées et évitées pour la plupart.

• **Premier réflexe :** garder son calme pour évaluer et comprendre globalement la situation.

• **Deuxième réflexe :** reconnaître les dangers en approchant prudemment de la zone de l'accident et en restant à distance de la victime dans un premier temps pour regarder autour d'elle et évaluer la présence de dangers.

• **Troisième réflexe :** protéger, si possible en supprimant immédiatement le danger pour le sauveteur, la victime et les autres personnes, notamment du suraccident. Sur la route, baliser le lieu de l'accident avec un triangle de présignalisation en amont, allumer les feux de détresse, couper le contact d'un véhicule. Dans le cas d'un problème électrique, couper le courant du disjoncteur.

En règle générale, ne pas déplacer ni bouger la victime sauf danger imminent, immédiat et inévitable : dans ce dernier cas le dégagement d'urgence s'impose. Pour soustraire la victime, tractez-la par les chevilles ou par les poignets ; manipulez-la toujours en maintenant l'axe tête-cou-tronc (ne provoquer ni flexion ni torsion) pour ne pas aggraver des lésions neurologiques en cas de fracture de la colonne vertébrale.

En cas d'accident sur l'autoroute, ne traversez jamais la chaussée pour porter secours et roulez jusqu'à la borne la plus proche pour donner l'alerte. Si vous êtes impliqué dans un accident ou dans le même sens de circulation, allumez vos feux de détresse, garez si possible votre véhicule sur la bande d'arrêt d'urgence et, si cela n'est pas possible, évacuez immédiatement tous les passagers du véhicule et placez-les derrière la glissière de sécurité.

En cas d'impossibilité d'accéder à un poste d'appel d'urgence, appelez le 112 et communiquez votre localisation en indiquant le numéro de l'autoroute, le sens de circulation et le point repère (borne kilométrique située en terre-plein central). Et rappelez-vous, l'espérance de vie d'un piéton sur la bande d'arrêt d'urgence n'excède pas vingt minutes (ce temps est le résultat du calcul du temps moyen passé sur la bande d'arrêt d'urgence de l'autoroute par les piétons qui y sont morts).

MES CONSEILS

– Ne vous précipitez jamais sans réfléchir lors d'un accident ou en voyant une victime allongée.
– Ne stationnez sur la bande d'arrêt d'urgence... qu'en cas d'urgence (stationner sur la bande d'arrêt d'urgence sans nécessité absolue est sanctionné par une amende).
– Utilisez le gilet de sécurité et le triangle de présignalisation, obligatoires dans tous les véhicules français depuis le 1er juillet 2008.

99

Ayez toujours du sucre sur vous

Ce conseil est valable pour les diabétiques (sous insuline ou sulfamides hypoglycémiants), qui connaissent bien l'hypoglycémie, pour l'entourage proche ou moins proche, voire pour tout le monde. Vous n'êtes pas à l'abri d'un collègue de travail, ou d'un voisin de siège en avion qui vous annonce qu'il ou elle est « diabétique à l'insuline » ; vous allez peut-être devoir gérer une hypoglycémie.

Cette baisse du taux de sucre dans le sang est la première urgence chez le diabétique à laquelle chacun peut répondre. Au-dessous de 0,60 gramme par litre, le manque de sucre entraîne des symptômes qu'il faut savoir reconnaître : transpiration, tremblements, faim, pâleur, vision double, jambes flageolantes, picotement autour de la bouche, comportement inhabituel... Ces symptômes varient d'une personne à l'autre et chez un même patient. Au moindre doute, mesurez le taux de glycémie capillaire (les diabétiques à l'insuline ont toujours sur eux un appareil et des lancettes pour se piquer le bout du doigt et réaliser ce test) et demandez de l'aide si vous n'y arrivez pas seul.

Si vous remarquez chez la personne diabétique des tremblements, une pâleur, un trouble de la parole ou de l'équilibre (mouvements anormaux) et un changement d'humeur (agressivité, euphorie, tristesse), il faut d'urgence traiter : faites manger du sucre pour faire remonter la glycémie. Mais si la personne est inconsciente ou agitée, ne lui faites pas avaler de force : les morceaux de sucre risqueraient de passer dans les voies respiratoires et de l'étouffer. Composez le 15 et expliquez la situation.

Si vous êtes la personne diabétique et que vous pouvez vous resucrer seul, arrêtez toute activité et asseyez-vous calmement. En voiture, garez-vous rapidement en toute sécurité et prenez du sucre (mais pas trop) : 15 grammes de glucides suffisent soit trois morceaux de sucre ou un verre de jus de fruits, un verre de soda non allégé, une cuillère à soupe de confiture ou de miel. À noter que le chocolat ou les fruits ont un effet hyperglycémiant moins efficace et sont donc à éviter.

Après le resucrage, tout devrait rentrer dans l'ordre. Si les hypoglycémies sont fréquentes, il faut en discuter avec le médecin et chercher à comprendre les circonstances et les causes (retard dans la prise d'un repas, dose d'insuline inadaptée au repas ou à l'activité…). Mais sans urgence.

MES CONSEILS

— Si une personne diabétique est traitée par insuline dans votre entourage, demandez-lui si elle a du glucagon (généralement au réfrigérateur) et si elle peut vous apprendre à faire l'injection. Si elle est dans l'incapacité de se resucrer par la bouche, cette injection très simple fera remonter la glycémie et évitera les urgences. Mais cela ne s'improvise pas le jour de la crise !

— N'oubliez pas de manger (ou faire manger) des sucres lents (pâtes, pain) pour assurer un resucrage efficace persistant. Sinon, c'est la rechute au bout de quelques minutes.

100

Automédiquez-vous... avec modération

Qui n'a pas eu un jour recours à la pharmacie familiale pour de la fièvre ou un mal de gorge ? L'automédication est le fait d'utiliser des médicaments hors prescription médicale et de votre propre initiative et concerne plus de quatre cents millions de boîtes vendues en France chaque année.

L'automédication est possible pour traiter des symptômes bénins et passagers comme la fièvre, les douleurs ou la toux ou encore des maladies spécifiques pour lesquelles un diagnostic médical a été porté (hémorroïdes, brûlures gastriques, rhinite allergique...). Comme tous les médicaments, les médicaments d'automédication sont soumis à une autorisation de mise sur le marché (AMM) ; ils ne présentent pas de danger s'ils sont pris dans les conditions d'utilisation indiquées (lisez la notice).

Certains sont à prescription médicale facultative et d'autres sont en libre accès, mis à disposition des patients dans les pharmacies, à proximité du comptoir et sont clairement identifiés. Ces médicaments ne conviennent pas aux femmes enceintes ou qui allaitent, aux patients souffrant de maladie chronique ou de longue durée ou encore aux enfants en bas âge. Sinon ils peuvent être utilisés en respectant certaines procédures :

— identifier ses symptômes : nez qui coule, trouble digestif, éternuements, etc. ;
— se rendre à l'espace libre accès de sa pharmacie et demander conseil à son pharmacien : il vous confortera dans votre choix ou vous conseillera le produit le plus adapté ;
— lire et respecter la notice : il est fondamental de respecter les indications, contre-indications, limites d'âge et autres conditions de conservation ou précautions d'emploi ;
— ne prendre aucun risque en cas de persistance ou d'aggravation des symptômes : consulter au moindre doute en signalant les médicaments utilisés.

MES CONSEILS

– Si vous prenez d'autres médicaments, il est impératif de demander conseil à votre pharmacien car certains sont incompatibles entre eux ou modifient les effets (interactions médicamenteuses).
– Attention, réutiliser un médicament prescrit sans l'avis du professionnel de santé ou acheter un médicament sur Internet est dangereux pour la santé.
– Boîtes et notices doivent être conservées dans la pharmacie familiale, qu'il s'agisse de médicaments avec ou sans prescription.
– Tenez les médicaments hors de portée des enfants.

101

Si vous atterrissez aux urgences malgré ces conseils

Si vous atterrissez aux urgences, malgré votre vigilance et la lecture de ce livre, voici encore des conseils pour que votre séjour s'y passe le moins mal possible.

— Venez si possible avec le maximum d'éléments médicaux : pas forcément la tonne de comptes-rendus d'hospitalisation ou d'ordonnances avec toutes les radiographies que vous avez faites depuis votre petite enfance (surtout si vous n'êtes plus un petit enfant !), mais au minimum avec une ordonnance récente, un compte-rendu d'hospitalisation et les derniers examens (scanner par exemple) et votre carte vitale. Vous pouvez apporter votre traitement, même si a priori l'hôpital dispose de médicaments et qu'il n'est pas certain que l'on vous garde (80 % des patients venant aux urgences ressortent sans être hospitalisés).

— Évitez d'arriver avec votre valise. D'abord, nous avons brosses à dents et chemises de nuit et ensuite, l'hôpital n'est pas un hôtel. Arriver avec sa valise peut crisper les équipes…

— Si l'attente est longue, cela ne dépend généralement pas des équipes d'urgence. Inutile donc de réclamer tous les quarts d'heure des nouvelles ou d'agresser les personnels. Les examens de biologie et de radiologie requièrent du temps – jusqu'à plusieurs heures – pour obtenir l'examen ou ses résultats. Votre attente en dépend. Il en est de même si le médecin a décidé de vous hospitaliser : trouver un lit n'est pas chose aisée et peut prendre plusieurs heures.

Mais rassurez-vous, lui et vous avez le même objectif : que vous quittiez les urgences le plus vite possible !

Conclusion

À défaut du fameux « mieux vaut prévenir que guérir », mieux vaut être prévenu. C'est chose faite avec ces 101 conseils, grâce auxquels je vous ferai peut-être éviter les urgences.

Mais loin de moi l'idée de dire qu'il vous faut éviter à tout prix les urgences. Je ne fais pas partie de ceux qui considèrent que les urgences sont saturées à cause de patients qui n'ont rien à y faire ! Quand une détresse survient, réelle ou ressentie, les urgences sont là pour y répondre et faire la part des urgences graves des urgences « moins graves ». Toute autre forme d'organisation, laissant à penser que les patients devraient estimer la gravité de leur symptôme et en quelque sorte s'autodiagnostiquer, me semble culpabilisante et dangereuse. C'est le métier d'urgentiste de faire le tri ; la même douleur au mollet ou à la poitrine peut se révéler bénigne (musculaire, par exemple) – non urgente – comme vitale (phlébite, embolie pulmonaire). Une récente étude vient de prouver que la gravité finale (le « diagnostic de sortie » dans notre jargon) est très difficilement prévisible à l'entrée aux urgences (motif de consultation initial[1]). Heureusement car le contraire aurait été une négation de la formation et du travail quotidien des équipes d'urgence.

Les acteurs de l'urgence sont complémentaires et sont là pour répondre aux besoins de soins non programmés.

Urgences : qui fait quoi ?

Les urgences des hôpitaux ne sont qu'un maillon de toute une chaîne, qui comprend :

> *en amont de l'hôpital :*

— les médecins généralistes volontaires assurant la permanence des soins, dont l'organisation dépend des agences régionales de santé (ARS) ;

— la régulation médicale et le SAMU-Centre 15 ;

— les acteurs de l'aide médicale urgente : service mobile d'urgence et de réanimation (SMUR), ambulanciers privés, sapeurs-pompiers, associations de secours, etc ;

> *à l'hôpital :* les urgences hospitalières qui ont pour mission d'accueillir vingt-quatre heures sur vingt-quatre les patients s'y présentant. Chaque année, 16,7 millions de passages sont enregistrés aux urgences dans 637 structures en France, pour l'essentiel dans le secteur public (l'hôpital public assure les trois quarts des urgences), mais aussi dans des cliniques ou hôpitaux privés pour un quart des passages.

---

1. Raven M. C., Lowe R. A., Maselli J., Hsia R. Y., « Comparison of presenting complaint vs discharge diagnosis for identifying "nonemergency" emergency department visits », *JAMA*, 2013.

> *en aval des urgences :* la prise en charge post-urgences est capitale. Même si 80 % des patients rentrent à domicile avec un relais pris par les confrères en ville, 20 % nécessitent une hospitalisation. En cas d'événement sanitaire d'ampleur, type grippe ou canicule, l'état de santé des patients nécessite des hospitalisations en grand nombre susceptibles de bloquer le système si l'aval n'est pas en mesure d'être assuré.

Votre parcours aux urgences

Les urgences ont mauvaise réputation : on y attend, longtemps parfois et, en cas d'afflux de patients, elles forment un goulot d'étranglement que le système de santé ne peut résorber. Initialement créées pour accueillir les urgences vitales, elles répondent aujourd'hui dans 95 % des cas à une demande de soins non programmés et à des urgences sociales, psychiatriques, dentaires, gériatriques…

Alors que l'on a souvent une image des urgences proche de celle véhiculée par les séries télévisées (*Urgences* justement) dans lesquelles on ne nous montre que les cas les plus graves et les plus spectaculaires, les urgences au quotidien sont surtout le lieu d'accueil de cas moins dramatiques.

L'immense majorité des séjours aux urgences se soldent par une consultation, des examens et la sortie. Mais la chaîne mise en place aux urgences est fondamentale pour assurer la sécurité du retour à domicile : si 80 % des gens ressortent après leur passage aux urgences, cela ne signifie pas que 80 % n'avaient rien à y faire. 80 % ont bénéficié de l'expertise de l'infirmier d'accueil et d'orientation pour trier en fonction des symptômes puis de celle du médecin et de son équipe pour éliminer ou confirmer le diagnostic.

Et pour en arriver là, le parcours de soin – l'envers du décor – est très codifié, de l'accueil du patient jusqu'à sa sortie ou son hospitalisation.

La première personne que l'on rencontre aux urgences n'est pas un médecin urgentiste. En fait, quand vous vous présentez aux urgences, à moins d'être en arrêt cardiaque (pris en charge généralement par le SAMU, il ne vient donc pas aux urgences), la première étape est le guichet d'accueil qui vous demande des renseignements administratifs et crée un dossier (informatisé maintenant dans 80 % des structures d'urgence en France). Ensuite, votre interlocuteur – clé dans le circuit du patient – est l'infirmier(ère) d'accueil et d'orientation (IAO). Clé car c'est lui qui va déterminer votre ordre de priorité et donc de passage avec le médecin.

L'IAO « trie » – le terme n'est pas très beau mais il est fondamental – les patients et permet aux soignants de déterminer la priorité de soins en fonction de l'urgence et de la gravité des cas. Si l'IAO voit les gens par ordre d'arrivée, elle oriente vers le médecin par ordre de gravité ! Ne vous étonnez donc pas d'être arrivé avant le monsieur qui vous grille la priorité ensuite ; c'est probablement que ses symptômes sont plus graves et nécessitent des soins plus urgents. Ce tri infirmier est basé sur l'interrogatoire du patient (ses antécédents, symptômes…) et des constantes (les paramètres vitaux de base comme la tension artérielle, le pouls, la saturation en oxygène ou encore le taux de sucre).

En fonction de ces éléments, l'IAO classe sur une échelle de priorité et oriente ensuite. Si votre cas est sévère, vous serez vu tout de suite (tri 1 ou 2) ; si votre cas est jugé moins sévère (tri 3 ou 4), vous pourrez soit retourner en salle d'attente le temps qu'un médecin ou qu'une salle se libère, soit être directement installé pour voir un médecin[1]. Les délais sont variables mais, selon la gravité, ils varient de la prise en charge immédiate à plusieurs heures en fonction du flux de patients.

> Délai 0 : urgence vitale ou absolue (tri 1).
> Délai < vingt minutes : urgence immédiate (tri 2).
> Délai ≤ une heure : urgence vraie (tri 3).
> Délai non déterminé (variable selon le flux) : urgence ressentie ou urgence relevant d'une consultation (tri 4).

Depuis quelques années, la médecine d'urgence est une spécialité (les urgentistes sont des spécialistes comme le dermatologue ou le cardiologue) et les urgences sont seniorisées, c'est-à-dire qu'un médecin en titre, spécialiste en médecine d'urgence, est présent et valide toutes les décisions concernant les patients. La « hiérarchie médicale » est la suivante :

— vous pouvez être d'abord vu par un étudiant en médecine (que l'on appelle un « externe ») et qui est un étudiant de la deuxième année à la sixième année. Il est en apprentissage et procède à votre examen clinique, vous interroge mais ne prend en aucun cas de décisions seul. Ces étudiants sont présents aux urgences et dans les services des hôpitaux universitaires (centres hospitaliers universitaires : CHU) ;

1. www.sfmu.org/documents/ressources/referentiels/ioa2004.pdf

— le deuxième interlocuteur que vous rencontrerez aux urgences est l'interne. C'est un médecin (il peut prescrire) en septième, huitième année, voire plus en fonction des spécialités. Il peut être spécialisé en médecine d'urgence ou dans une autre spécialité et effectuer des gardes. Mais il n'a pas encore sa thèse de doctorat de médecine.

— le médecin senior (l'urgentiste) est quant à lui un médecin ayant terminé son cursus. L'ensemble des décisions prises sont sous sa responsabilité.

Pourquoi attend-on aux urgences ?

L'attente aux urgences est une des premières récriminations des patients. Une récente enquête (cabinet Deloitte[1]) montre que pour 59 % des Français, la réduction du temps d'attente aux urgences est un enjeu prioritaire pour les hôpitaux.

Il faut distinguer cependant plusieurs temps d'attente. L'attente avant de voir un médecin peut être réduite par des circuits dits « courts » qui ont été mis en place dans certains hôpitaux ; ces circuits permettent de s'occuper prioritairement des patients les moins graves (tri 4), nécessitant uniquement une consultation et pas d'examens complémentaires (pas de prise de sang, pas d'examens radiologiques). Les patients les plus graves sont bien sûr pris en charge en priorité comme partout, mais les patients les moins graves sont aussi vus rapidement ; un médecin dédié et un box/salle dédié

1. www.deloitte.com/assets/Dcom-France/Local%20Assets/Documents/Votre%20Secteur/Sant%C3%A9%20et%20sciences%20de%20la%20vie/20120117%20-%20Presentation%20Etude%20Deloitte%20Sant%C3%A9%20France%202011.pdf

permettent cette consultation et cela fait gagner du temps à tout le monde.

Mais il y a aussi l'attente de résultats des examens complémentaires et certains délais sont incompressibles et en tout cas non liés au service d'urgences lui-même. Parfois le scanner ou les prélèvements sanguins sont très longs pour des raisons d'organisation. Ces services dits « supports » (laboratoires, radiologie...) gèrent les urgences mais aussi tous les autres patients programmés, venant de l'hôpital ou de la ville.

Revenons sur un examen courant aux urgences qui impose une attente longue : la troponine. La troponine est un marqueur cardiaque – une protéine dans le sang dont le taux s'élève en cas d'infarctus. Si vous avez une douleur thoracique et que vous êtes aux urgences, il faudra attendre la troponine six à huit heures après le début de la douleur ! Cela veut dire que – quoi qu'on fasse dans ce cas – l'attente est indispensable pour un résultat fiable et en toute sécurité ! Il faut juste que ce soit expliqué pour que vous preniez votre mal en patience !

Comment désengorger les urgences ?

Les saisons se succèdent, les patients affluent et les urgences débordent. Un récent rapport[1] du Pr Pierre Carli, patron du prestigieux SAMU de Paris, va peut-être changer la donne pour sortir des images d'Épinal sur les urgences et l'hôpital. Ce rapport coupe court à certaines idées reçues (« les patients viennent trop aux urgences », « les maisons médicales ou les confrères généralistes peuvent limiter les

1. www.sante.gouv.fr/propositions-de-recommandations-de-bonne-pratique-facilitant-l-hospitalisation-des-patients-en-provenance-des-services-d-urgences.html

flux d'urgence », « il y a trop de lits dans les hôpitaux… ») et propose enfin des pistes intéressantes.

Aux urgences, de nouvelles organisations et collaborations sont à développer avec la médecine de ville. Il est temps de relever aux urgences le « défi du décloisonnement » entre hôpital et médecins de ville. Accueillons sous un même toit, entrés par une même porte, les patients qui ont besoin d'une consultation de médecine générale imprévue et ceux qui présentent une urgence médicale ou chirurgicale. Une porte d'entrée unique, une orientation médicalisée, une possibilité de réévaluation de la gravité à tout moment, sans perte de chance, sans perte de temps, sans gaspillage. Côte à côte un service d'urgence adossé à un hôpital et des médecins généralistes dans le cadre d'une permanence des soins revisitée : l'unité de lieu est la meilleure garantie de sécurité et d'efficacité.

Par ailleurs, en aval, c'est-à-dire après les urgences, il est impossible que l'hôpital ne soit qu'hyperspécialisé. Un demi-siècle après la création des centres hospitalo-universitaires, et suivant la célèbre formule de Robert Debré, il est temps d'opérer une « révolution complète » en faveur de la médecine et de l'hospitalisation de proximité complémentaire des établissements d'élite aux services ultraspécialisés. L'enjeu est désormais de faire cohabiter les TGH – très grands hôpitaux (comme la SNCF avec ses TGV) – et des hôpitaux de proximité généralistes qu'il faut redévelopper avec une médecine à taille humaine pour désengorger cet aval des urgences, principale cause d'embouteillage de ce service.

Il faut rapprocher l'hôpital de la population : c'est une autre histoire mais c'est aussi la vôtre car, quels que soient les conseils prodigués, vous aurez toujours besoin des urgences !

Remerciements

À Sophie Caillat, sans qui ce livre n'existerait pas : merci pour ses idées, sa patience et sa compétence dans l'urgence… et dans notre vie.

Aux équipes des services d'urgence aux multiples compétences et à tous mes collègues : médecins, infirmiers, secrétaires, aides-soignants, brancardiers, assistantes sociales…

À Guillaume Gandoin, infirmier d'urgences et surtout ami et soutien précieux.

Aux docteurs Beaupin et Prudhomme pour leurs conseils et leur vision humaniste de la médecine.

À Annick de la Marlotte pour son précieux hébergement d'urgence et son quatre-vingt-dix-neuvième conseil.

À Marina, Michel (doublement), Benoît et toute l'équipe du « Magazine de la Santé » pour m'avoir mis le « pied à l'étrier » et continuer à m'honorer de leur confiance.

À Laurence, la bande (Audrey, Élisabeth, Hapsatou et Roselyne), Myriam, Alain, Franck et toute l'équipe du « Grand 8 » à qui j'essaye aussi de prodiguer des conseils !

Cet ouvrage a été imprimé
en février 2014 par

CPI
FIRMIN-DIDOT

27650 Mesnil-sur-l'Estrée
N° d'édition : 53702/01
N° d'impression : 120799
Dépôt légal : mars 2014

Imprimé en France

Composé par Nord Compo Multimédia
7, rue de Fives, 59650 Villeneuve-d'Ascq